1天1片
阿司匹林

[英] 凯思·苏特 著　倪安红 译

U0353860

黑龙江科学技术出版社

AN ASPIRIN A DAY by Dr keith Souter

First Published in Great Britain in 2011 by

Michael O'Mara Books Limited

copyright © Michael O'Mara Books Limited

图书在版编目（ＣＩＰ）数据

1 天1 片阿司匹林 / (英) 苏特著 ; 倪安红译. —— 哈尔
滨 : 黑龙江科学技术出版社, 2013.10（2019.4重印）
    ISBN 978-7-5388-7726-7

    Ⅰ . ①1… Ⅱ . ①苏… ②倪… Ⅲ . ①乙酰水杨酸 – 研
究 Ⅳ . ① R971

    中国版本图书馆CIP数据核字(2013) 第240171 号

1天1片阿司匹林
1 TIAN 1 PIAN A SI PI LIN
[英] 凯思·苏特　著　倪安红　译

项目总监　薛方闻
策划编辑　孙　勃
责任编辑　刘丽奇 王　研
封面设计　烟　雨
出　　版　黑龙江科学技术出版社
　　　　　地址：哈尔滨市南岗区公安街70-2 号　邮编：150007
　　　　　电话：（0451）53642106 传真：（0451）53642143
　　　　　网址：www.lkcbs.cn
发　　行　全国新华书店
印　　刷　固安县京平诚乾印刷有限公司
开　　本　880×1230　1/32
印　　张　6.5
字　　数　100千
版　　次　2014年1月第1版
印　　次　2019年4月第2次
书　　号　48.00元
定　　价　ISBN 978-7-5388-7726-7

目 录

序言 神奇药物阿司匹林 / 8

本书使用说明 / 11

引 言： 阿司匹林是我决定成为一名医生的原因之一 / 13

关于阿司匹林

1 心脏病发作和中风…1 / 癌症…3 / 特定类型的癌症…3 / 阿尔茨海默病…5 / 你能服用阿司匹林吗…5

阿司匹林是一种神奇药物吗

2 神奇药物存在吗…8 / 阿司匹林登场…8 / 阿司匹林——一种充满矛盾的药物…11 / 如炸薯片那样便宜…14 / 阿司匹林与扑热息痛…15 / 阿司匹林的应用…15 / 阿司匹林的治疗作用…18 / 阿司匹林的副作用…20

阿司匹林的作用机制

3 阿司匹林的化学面纱…22 / 什么是"前列腺素"…23 / 前列腺素有什么作用…24 / 阿司匹林全景图…25 / 阿司匹林在行动…26 / 出血问题…28 / 没有副作用的药物…30 / 小剂量阿司匹林…31

疼痛、发热和炎症

4 | 疼痛…32 / 疼痛的类型…33 / 阿司匹林作为镇痛剂如何起作用…34 / 退热剂阿司匹林…35 / 阿司匹林如何降低体温…35 / 阿司匹林与头痛…40

心脏和血液循环

5 | 心脏…44 / 血管…45 / 关于心脏和循环系统的历史…46 / 心脏的血液供给…48 / 冠状动脉…49 / 心脏会出什么毛病…51 / 阿司匹林在减少血栓方面的作用…55 / 不同类型的心脏病发作…56 / 怀疑是心脏病发作的检查…56 / 心脏病发作后的紧急治疗…57 / 阿司匹林与心脏病发作的一级预防…62

中风

6 | 关于中风的统计资料…70 / 中风的类型…71 / 中风的症状…72 / 中风的治疗…73 / 发生中风的危险因素…73 / 阿司匹林能预防中风吗…74 / 房颤和中风…75 / 阿司匹林与房颤…77

阿司匹林与动脉、静脉、妊娠

7 | 外周动脉疾病…81 / 阿司匹林能起作用吗…82 / 阿司匹林与妊娠…83 / 高血压…84 / 静脉…86 / 静脉曲张…87 / 静脉里的血凝块…87 / 阿司匹林能预防深静脉血栓吗…89 / 关于旅行的问题…91

阿司匹林与痴呆症

8 | 关于痴呆症的统计数据…94 / 阿尔茨海默病…95 / 阿司匹林对阿尔茨海默病有用吗…97 / 血管性痴呆…98 / 阿司匹林如何治疗痴呆症…98

阿司匹林与癌症

9 | 关于癌症的统计资料…103 / 肿瘤形成…104 / 癌症的扩散…105 / 癌症的症状…106 / 癌症的病因…107 / 癌症的治疗…112 / 预防癌症的一般措施…113 / 阿司匹林与癌症预防…115/ 阿司匹林与死于癌症的长期风险…117

结直肠癌

10 | 结直肠癌…124 / 阿司匹林与结直肠癌…126

肺 癌

11 | 关于肺癌的一些事实…132 / 阿司匹林与肺癌…133

乳腺癌

12 | 关于乳腺癌的统计资料…136 / 阿司匹林与乳腺癌…137

前列腺癌

13 前列腺…140 / 前列腺癌…141 / 阿司匹林与前列腺癌…142 / 阿司匹林对前列腺癌确诊病例的作用…143

阿司匹林与糖尿病

14 糖尿病的并发症…146 / 糖尿病患者需要服用阿司匹林吗…147

抑郁症

15 抑郁症的久远历史…151 / 抑郁症的剖析…152 / 抗抑郁药物…154 / 抑郁症的生物化学机制…155 / 阿司匹林对抑郁症有作用吗…156 / 阿司匹林如何起作用…158

皮 肤

16 阿司匹林与皮肤疾病…160 / 用阿司匹林制备的药物…161

阿司匹林的非常用法

17 阿司匹林的非医学用途…164 / 阿司匹林让植物结更多果实…165 / 阿司匹林在园艺中的抗真菌作用…167 / 阿司匹林减轻绿发现象…167 / 阿司匹林去除汗渍…168 / 阿司匹林去除手指上的烟渍…169 / 阿司匹林去除墙上的

香烟烟渍⋯170 / 阿司匹林去除头皮屑⋯170 / 阿司匹林可缩小斑点或丘疹⋯171 / 阿司匹林治疗昆虫叮咬⋯172 / 阿司匹林治疗向内生长的毛发⋯173 / 阿司匹林治疗胼胝或去除老茧⋯173

阿司匹林：副作用与预防

18 | 胃肠道副作用⋯175 / 阿司匹林副作用的危险信号⋯177 / 阿司匹林的超敏反应⋯178 / 阿司匹林诱发的哮喘⋯179 / 阿司匹林急性超敏反应⋯179 / 青肿⋯179 / 出血性中风⋯180 / 瑞氏综合征⋯181 / 阿司匹林与外科手术⋯182 / 可能与阿司匹林相互作用的药物⋯182

附录：阿司匹林的历史

阿司匹林与植物的渊源⋯186 / 阿司匹林的配方⋯194 / 阿司匹林首次亮相⋯195 / 战争时期的阿司匹林⋯196 / 揭开阿司匹林令人惊讶的秘密⋯198 / 21世纪的阿司匹林⋯199

关于阿司匹林的思考⋯200
医学术语表⋯202

序言：神奇药物阿司匹林

四十多年前——阿司匹林仅被用于止痛和在发热时降低体温。事实上，在20世纪60年代晚期，研究已经显示阿司匹林具有抗血小板聚集的作用。然而直到1976年，南威尔士医学研究理事会（Medical Research Council，MRC）流行病学部才在《英国医学期刊》发表了第一篇关于阿司匹林在二级预防中发挥作用的临床研究结果，所谓二级预防也就是防止已经有过心脏病发作（心肌梗死）的男性患者再次发生这种病症。由于这项试验样本量小，缺乏说服力，在那时并没有引起足够的关注。但是该研究小组很快发表了另一项临床研究的结果，其他研究小组也逐步开展了他们自己的二级预防临床试验。这些研究中影响最大的是1988年发表于《柳叶刀》杂志的大样本国际性ISIS-2临床试验。该试验对160毫克阿司匹林（肠溶片）和1.5MU链激酶注射液这两种药物在心肌梗死早期的作用进行了析因分析。35天内，每种药物单独使用均能使血管性死亡率降低25%，而同时使用两种药物时死亡率降低了40%以上。随后进行的调查显示，这项研究对临床实践产生了非同一般的影响，并取得了相当显著的效果，因此联用阿司匹林和链激酶成为心肌梗死患者早期治疗的常规方案。

到2002年，抗血栓试验协作组（ATC）收集了所有参与二级预防临床试验的患者资料，**证实阿司匹林可以将严重血管病**

症降低1/4，血管性疾病死亡率降低1/6，非致死性心肌梗死减少1/3以及非致死性中风（学名脑卒中）减少1/4。研究清楚地显示，服用阿司匹林的益处显著高于其发生大出血的风险所致的害处。 因此对于心血管疾病或其他部位血管病症的患者，使用阿司匹林成为短期和长期二级预防的标准治疗方法。

阿司匹林在二级预防中的价值凸显了一个问题：它在一级预防中（即防止未曾发生过疾病的人们发生第一次疾病）是否具有一定的作用？到目前为止，一共报告了6项一级预防研究，他们的研究结果发表在2009年的《柳叶刀》杂志上。在二级预防中，阿司匹林可以将非致死性心脏病大幅度减少20%。但与之不同的是，阿司匹林对由致死性心脏病所致的死亡事件或中风并没有明显的影响，同时，服用阿司匹林后，血管性疾病死亡率并没有降低。与二级预防的结果相比较，这一发现令人困惑。一方面，可以归因于冠状动脉病理改变的严重程度是连续的，因此很难想象阿司匹林在某时间点没有作用而随后就有益处。另一方面，不应该认为那些先前受到或未曾受到临床事件影响的患者，他们的血管病理改变和对阿司匹林的反应就一定是相同的。

不管怎样解释，一级预防结果与二级预防结果明显对立。尽管对于先前发生过血管病症的患者，阿司匹林的益处显著超出了其大出血的风险，但对于一级预防而言就不同了，阿司匹林的益处仅仅在高风险事件中才能超过其危害。因此向那些无心脏疾病或中风的患者推荐服用阿司匹林，医生需要十分谨慎。而那些通过非处方药途径购买阿司匹林自行服用的患者很可能得不偿失。

最近，阿司匹林又引起了人们的注意——在连续服用5年后，阿司匹林可以大幅度降低几种癌症患者的死亡率，尤其是胃肠道癌症患者。

因此，阿司匹林可以让两种主要致死疾病即心血管疾病和癌症的患者受益。总结阿司匹林在癌症和心血管疾病中的研究结果，服用阿司匹林是利大于弊的。在心血管疾病的一级预防和二级预防，以及它对癌症死亡率的作用方面，似乎每日服用75毫克的阿司匹林与更高的剂量相比疗效相同，而大出血的风险几乎可以肯定是降低的。

阿司匹林是一种廉价药物，如果使用得当，没有严重的副作用，当然也不能忽略其引发胃肠道或大脑出血的可能性。无论你是医学专业人士或普通读者——如果你从现在起只能选择一种治疗药物，你会选择哪一种？会是阿司匹林吗？

基于多年的医生执业经验，凯思·苏特医生是回答关于阿司匹林诸多问题的理想人选。

汤姆·米德　教授

本书使用说明

　　本书作者或出版者并不希望读者认为这本书能够代替医生的专业意见。实际上，本书旨在为感兴趣的读者展现阿司匹林的历史、科学知识和过去多年关于阿司匹林的研究，从而使读者得以对这种非凡的药物有更多了解。

　　如果对于阿司匹林能帮助人们降低各种疾病风险的原因有很清晰的了解，读者就不会质疑小剂量阿司匹林对很多人群的潜在益处。另一方面，阿司匹林确实有许多潜在的副作用，有时还非常严重。

　　不要立即开始规律性地服用阿司匹林。在打算开始每天服用这种药物之前，应该咨询医生，权衡任何可能发生的副作用的风险。 如果你患有多种疾病，如同时患有心血管疾病和某种癌症，你的决定就可能相当简单了。

　　至于那些目前健康、发生心血管疾病或癌症的风险似乎较低的人，是否应该服用阿司匹林作为一级预防措施，这个问题较难回答。

　　如果你把它仅仅看作是一组疾病的一种预防措施，那你可能因为顾及发生副作用的风险而反对服用阿司匹林。而如果你认为它具有预防两组疾病的潜能，你可能会认为服用阿司匹林的利大于弊。了解这些不同领域关于阿司匹林的研究将有助于你做出决定。

　　为了写作这本书，我阅读了大量关于阿司匹林的研究论文。在这里需要指出的是，对这些临床试验和论文的解读是我的个人判断。为了给出关于这种药物的客观观点，我力求精确，尽可能清楚地展示这些研究结果。

从根本上说，本书的全部目的是与读者探讨是否应该考虑每日服用一片阿司匹林，作为心血管疾病、癌症、阿尔茨海默病或其他疾病的预防性药物。

凯思·苏特

引 言：阿司匹林是我决定成为一名医生的原因之一

我对阿司匹林有一种自然的尊重，在我进入医学院之前的十几年和我成为一名合格医生之前的时间里一直如此。原因非常简单，阿司匹林挽救了我父亲的生命。

听我母亲说，医生告诉她实际上是阿司匹林救了我父亲的命。回想起来，我不认为那个时候他的生命处于危险之中，尽管他确实患过一次风湿热，而这种疾病的一些并发症可能会相当严重。

我清楚地记得：他服用了大剂量的阿司匹林，每天有白头发的医生来看他。家人禁止我进入他的房间，后来那个房间变成了探视间，我在那里看着父亲逐渐康复，全家如释重负。

在某种意义上，阿司匹林是我决定成为一名医生的原因之一。

当我在医学院读书的时候，阿司匹林正经历一个不受青睐的时期。很多新的药物被开发出来，受欢迎的程度都超过了阿司匹林，因此阿司匹林也被认为只不过是一种家庭用药。

然而一些研究揭示了阿司匹林绝不是一种可以被轻视和贬低的药品。在小剂量服用时，它有着以前人们还没有了解的药效，并且每天仅需服用一片阿司匹林。

在过去的35年里，我发现阿司匹林逐渐恢复了往日的声誉，这让我神魂颠倒。只要小剂量，阿司匹林就可以有效减少心脏病发作和中风的风险，而且也可能降低发生某些癌症的风险。研究中阿司匹林可以降低各种疾病风险的数量也在逐渐增加。最近，一项覆盖25 000患者（来自于哈佛大学和其他几个研究中心）的大型研究显示，每日规律地服用小剂量阿司匹林5年或5年以上，可以大幅度降低癌症的死亡率。

在成为一名医疗记者之前，我作为全科医生负责收集关于阿司匹林的相关信息，这是一项在医学研究理事会全科医生研究框架下的特约业务。我很高兴地看到，我们的一项研究显示阿司匹林具有降低心脏病初次发作风险的功效。尽管我只是数据采集者，以一种微不足道的方式参与了这项对临床实践产生重要影响的研究，我仍对此感到自豪。

从那时起，关于阿司匹林可能的作用机制和可能具有预防疾病的作用的研究越来越多。最近一项大规模临床试验显示，阿司匹林可能大幅度降低发生癌症疾病的风险。

似乎阿司匹林作为一种"神奇药物"被广泛应用的时代真正来临了。

如果你从现在起只能选择一种药物，你会选择
哪一种？会是阿司匹林吗？

～～～～～～

阿司匹林，传说中的魔兽：
一种神奇的药物。

～～～～～～

阿司匹林如炸薯片那样便宜！

～～～～～～

不要立即开始规律性地服用阿司匹林。
在打算开始每天服用这种药物之前，
应该咨询医生。

阿司匹林最早被用于止痛和降低体温。现在，服用阿司匹林20年后死亡率下降为：

◆ **前列腺癌患者10%**
◆ **肺癌患者30%**
◆ **胃肠道癌症患者54%**
◆ **食管癌（腺癌型）患者60%**

连续服用5后，阿司匹林对某些癌症开始起预防作用。

阿司匹林在患者40～50岁期间开始发挥最大的效用。

注意：16岁以下的青少年禁止服用阿司匹林。

关于阿司匹林

为了让读者全面了解阿司匹林，本书详细描述了阿司匹林这种药物在一系列疾病中如何起效，并对阿司匹林作为预防药物的许多研究提供了深入解读。

这一章节将向您展现阿司匹林这种药物的效应，您一看就能明了这种药物可能为您带来的非同一般的效果。

研究已经证明服用阿司匹林有助于治疗一系列疾病，包括但不限于心脏疾病、脑血管意外（中风）、癌症和痴呆等。一些结果相当令人吃惊——所以这里向您展示关于阿司匹林的研究精粹。科学研究已经得出了以下重要结论：

心脏病发作和中风

· 已经证实：阿司匹林对于有过心脏病发作的患者有保护作用。这一类病人常会有第二次心脏病发作或中风，每日服用小剂量阿司匹林可以将这一风险降低至少1/3。

· 研究表明，对于可能的心脏病发作或中风的高危患者，阿司匹林可以有效降低发生首次心脏病发作或中风的风险。一些研究显示阿司匹林可以减少此类事件发生的风险达44%之多。

·在治疗心脏病发作时，使用阿司匹林和链激酶联合治疗的患者死亡率降低了42%。

尽管有证据表明，对于心脏病发作或中风的高危患者而言服用阿司匹林是有益的，但是对于那些无疾病征象的低危患者，阿司匹林的保护作用还缺乏证据支持。虽然阿司匹林能轻微减少这类低危患者发生心脑血管疾病的风险，但在服用阿司匹林时必须权衡利弊，因为服用阿司匹林有可能发生大出血，这是其潜在的药物不良反应之一。

·如果患者发生了非出血性中风，英国皇家内科医师协会推荐患者无限期地每日服用50~300毫克阿司匹林，作为防止发生下一次中风的预防性措施。

·发生轻度中风的患者需要服用阿司匹林。研究显示，服用阿司匹林可以将发生下一次中风的概率降低15%。

·根据英国国家健康与临床优化研究所（NICE）的推荐方案，患有房颤这种最常见的心律失常的患者需要每日服用75~300毫克的阿司匹林，以预防中风和心脏病发作，因为房颤被认为是发生中风的低或中度危险因素。

癌症

- 已经证实，每日小剂量阿司匹林可以将癌症患者总体死亡率降低至少1/5。

- 如果想降低发生癌症的风险，至少需要连续服阿司匹林5年。服用阿司匹林5年后，癌症患者死亡率可降低34%。

- 服用时间越长，风险降低越多。服用20～25年可以达到最佳保护效果。在此之后发生出血的风险增加。

- 患者在40～50岁这个年龄段，是开始获得阿司匹林保护效应的高峰时间。

- 阿司匹林的预防作用与剂量无关——75毫克就足以产生效果。

特定类型的癌症

- 在连续服用阿司匹林5年后，胃肠道癌症患者的死亡率下降了54%。

- 结肠炎（瘤）可发展为结肠癌，长期服用阿司匹林可以使结肠炎（瘤）、真性结肠癌和直肠癌以及疾病相关的死亡率降低30%～50%。尤其值得注意的是，一项研究显示阿司匹林可以降低近端结肠癌（最靠近小肠而不是直肠的结肠恶性肿瘤）发生的风险约70%。

- 在第一个随访的10年中，发现阿司匹林可以显著降低原发性脑肿瘤的死亡率。

· 连续服用阿司匹林15年后，发生前列腺癌的风险下降。

服用阿司匹林20年后死亡率下降百分率

· **前列腺癌患者10%。**

· **肺癌患者30%(主要是在非吸烟者中更常见的腺癌。)**

· **结肠癌患者40%**

· **食管癌（腺癌型）患者60%。**

有待研究的问题

· 在关于阿司匹林与已发生的乳腺癌关系的一项研究中发现，服用阿司匹林可将乳腺癌扩散风险降低43%～60%，与乳腺癌相关的死亡风险降低64%～71%。尽管这一研究结果十分令人鼓舞，但是还没有足够的证据表明：为了降低乳腺癌的发病概率，健康女性需要将自己置身于服用阿司匹林所带来的出血风险之中。

· 由于研究的样本数不足而难以进行明确的统计分析，目前阿司匹林对胃癌、胰腺癌和脑癌的作用还难以确定。

· 由于在一些主要的研究中参与试验的女性人数太少，也不能确定阿司匹林对乳腺癌或妇科恶性肿瘤的作用。

阿尔茨海默病

· 阿司匹林可以将发生阿尔茨海默病的风险降低23%。

· 研究显示，如果在出现痴呆早期症状之前长期服用阿司匹林，可以降低阿尔茨海默病的发病率。

· 使用阿司匹林时间越长，风险降低的程度越大。若要得到收效，必须长期服用阿司匹林，可能至少需要5年。

你能服用阿司匹林吗

· 尽管大多数人都可以服用阿司匹林，但是对另外一些人则可能是致命的。

· 如果你有以下这些问题，绝对不可以服用阿司匹林：

○ 有胃溃疡病史。

○ 有哮喘病史。

○ 有出血性中风病史。

○ 有任何血液疾病或遗传性疾病如Osler-Weber-Rendu综合征（也叫作遗传性出血性毛细血管扩张症），让你有出血倾向。

○ 在你生命中的任何时候曾有过阿司匹林变态反应。

○ 有水杨酸过敏史。

○ 年龄小于16岁。

○ 处于哺乳期。

○ 妊娠期（除非由于某种特定疾病，医生开具阿司匹林处方）。

○ 想要怀孕。

○ 正在服用抗凝血药物或其他可能与阿司匹林有相互作用
而增加出血风险的药物。

本书后面章节讨论了阿司匹林的禁忌证和副作用，读者可
以在决定是否服用阿司匹林的时候参考这些信息。

这些结果只不过是关于阿司匹林的大量研究的冰山一角。

想要清楚地了解这种药物的作用以及是否适合你——强烈
建议你现在就开始阅读本书，了解这种"神奇药物"的更多信
息以及它如何挽救你的生命。

阿司匹林是一种神奇药物吗 2

在现代社会，人们习惯于夸大其辞。曾经被叫作模特和电影明星的，现在都习惯叫作超模和巨星。"神奇药物"这个词是否说明现代社会希望一切变得更好的另一个例子呢？

在过去的岁月里，人们希望能够找到一种神奇药物——包治百病的万灵丹。事实上，"万灵丹"（panacea）一词来源于原版的《希波克拉底誓言》中所引用的一位女神的名字，所有医生学医之初就要发誓遵守这一誓言。

I swear by Apollo the physician and Asclepias and Hygeia and Panacea and all the gods and goddesses of the pantheon...

我向医神阿波罗、阿斯克勒庇俄斯、海吉雅和帕娜西亚以及天地诸神宣誓……

上面这句话是原版《希波克拉底誓言》的开头部分，由医学之父希波克拉底在公元前5世纪用希腊文首次阐述。阿斯克勒庇俄斯是第一个医神，健康女神海吉雅和治疗女神帕娜西亚都是他的女儿。

神奇药物存在吗

如果一种药物被称作万灵丹，它应该可以治疗一切疾病，显而易见这是不可能的。人类的身体是如此的复杂，一种化学药物甚至几种药物混合在一起都不能影响一个活细胞里的诸多生理变化。因此，想要让某种药物可以作用于疾病的所有病理过程完全就是幻想。

一种理想的药物不一定要包治百病。它不需要治疗所有的疾病，但它一定要在某些条件下能够理想地起作用。

例如，一种理想的抗生素应该能够治疗所有的感染性疾病而不产生副作用。同样的，一种理想的止痛剂可以帮助减轻身体各部位的疼痛。理想的抗癌药物能杀死肿瘤细胞而对周围正常健康组织没有影响。

不幸的是，没有药物可以达到最大疗效而没有任何副作用。

阿司匹林登场

阿司匹林是世界上应用最广泛的药物。每年全世界大约生产和消费1000亿片阿司匹林。在药店非处方药专柜、超市、街角便利店甚至杂货铺的收银处都可以购买到阿司匹林。

斯科特船长（Robert Falcon Scott）把它带到了南极洲，希拉里（Edmund Hillarry）带着它登顶珠穆朗玛峰，阿波罗号（Apollo）宇航员还把它送上了月球。

AN
ASPIRIN
A DAY

　　阿司匹林是我们所知最有效和功能最多的药物之一，可能每个全科医生的提包里都会带着阿司匹林，因为他们知道它是心脏病发作后的救命药。

令人难以置信的是，自远古时代人们就一直使用含有阿司匹林样物质的植物或药物治疗多种疾病。这些具有明显药效的早期药物指引医生和药剂师尝试发掘其活性物质。

化学成分

阿司匹林里的有效成分叫作乙酰水杨酸。它的分子结构简单得令人吃惊，分子式为$C_9H_8O_4$。关于阿司匹林的科学知识对于我们理解这种神奇药物如何起作用至关重要，因此我们将在后面章节正式讨论这些知识。

不同剂型的阿司匹林

阿司匹林通常以片剂的形式口服。

标准片剂

有300毫克或小剂量75毫克两种规格。

它们可（或）不与食物同服，与食物同服时可以减少胃部不适。喝一杯牛奶或水同样可减轻这种不适感。

分散片

有300毫克或小剂量75毫克两种规格。

它们可以溶解于少量水中，一些人发现服用它们比吞咽片剂更方便。而且分散片似乎对胃黏膜的腐蚀作用更小，因为理论上片剂是直接与胃黏膜接触的。

肠溶片

有300毫克和75毫克两种。

这些药物适合于胃比较敏感的患者。原理是肠衣可以防止阿司匹林在胃中溶解，而一旦进入小肠，阿司匹林就可以被溶解吸收。这能够在很大程度上减少对胃部的刺激，但仍可能发生胃肠不良反应。

栓剂

有300毫克和150毫克两种规格。

由于这种药物是通过直肠黏膜而不是胃黏膜吸收，人们可能会认为不会对胃肠产生不良反应。然而研究表明胃肠副作用仍可能发生。

阿司匹林——一种充满矛盾的药物

事实上阿司匹林一直被认为是有点自相矛盾的药物。在20世纪的大多数时候，医生认为阿司匹林是最有效的止痛药和抗风湿药物之一，但许多患者似乎不太愿意使用它。

有时是因为见于报道的副作用。一些患者不愿意服用阿司匹林的原因是它可以引起胃部刺激，烧心，胃溃疡或少量出血。因此，许多医生对阿司匹林产生了偏见——尽管如本书所展示的一样，这些副作用往往发生于少数患者，而且确实不如那些让你深信不疑的反对使用阿司匹林者宣传的那样广泛。

对另一些人而言，由于阿司匹林无需医生处方就可以购买（尽管在国家医疗服务体系中仍可用医生处方），这易于让人们认为阿司匹林不过是一种家庭用药。事实上，越来越多的研究正在显示这些质朴的白色小药片是真正的救命药。

可能最为重要的是，尽管其作为止痛剂和减轻发热和炎症的有效性从未受到过怀疑，阿司匹林低廉的价格却阻碍了它的应用。

心理学家告诉我们，人们容易认为那些更昂贵、更吸引人的药片或胶囊比便宜的药物更有效更有价值。这很有吸引力，因为通过销售各种不同的止痛剂可以获得大量的利润。制药业竞争激烈，潜在的利润很高。阿司匹林价格便宜因而受到消费者怀疑导致利润降低，这一事实对于制药业的经济价值是显而易见的，并促使他们开发对消费者而言更昂贵的替代药物。

阿司匹林名字有何深意

现在，"aspirin"在澳大利亚、法国、印度、爱尔兰、新西兰、巴基斯坦、牙买加、菲律宾、南非、英国和美国是不受商标法保护的普通名称。这就意味着其他制药公司可以用"aspirin"的名字生产这种药物。这就使得在这些国家可以购买到便宜的阿司匹林。

但是拜耳公司仍然在世界上80多个国家持有商标权，包括德国、瑞士、加拿大和墨西哥，只有拜耳公司他们可以使用"Aspirin"这个名称销售这种药品。拜耳公司在商标中使用了一个大写的字母"A"，但这仅仅只是美学意义上的：不管有没有大写字母，在他们持有商标权的国家没有人能够使用"aspirin"这个名字。在这些国家，不受商标法保护的药物只能用乙酰水杨酸的名字进行销售，这个名字听起来似乎不太容易被消费者接受。"Aspirin"这一商标也意味着阿司匹林不能以低于特定的价格销售，因为只有拜耳公司有权决定价格。

注：除非特指拜耳公司持有注册商标的药物，本书中都将使用在英国、法国和美国不受商标法保护的名字"aspirin"。

圣·阿斯匹纽斯的奇迹

为乙酰水杨酸选择一个合适的商品名似乎并不容易。关于乙酰水杨酸的起源有两种说法，其中下面的这种似乎更有趣。据说阿司匹林这一名称来自于圣·阿斯匹纽斯（ST Aspirinius）这位拿破仑时代早期的主教，他是传说中的头痛守护神。

如炸薯片那样便宜

为什么阿司匹林在某些国家如此便宜呢？原因就在于20世纪的第一次世界大战。

"Aspirin"这个名称最初由德国的制药企业拜耳公司（Bayer）于1899年注册。正因如此，在第一次世界大战中协约国很难获得阿司匹林，于是他们就研发出一种生产阿司匹林的替代方法，我们将在后面文章中读到这一部分内容。

战争结束后，德国被迫做出战争赔偿。赔偿的其中一部分就是拜耳公司失去阿司匹林在法国、英国、美国和俄国的注册商标使用权。其他公司在这些国家也可生产阿司匹林——由于市场竞争，此药的价格就下降了。

阿司匹林与扑热息痛

销售不受专利保护的阿司匹林并不能赚大钱。销售专利药物——即只能由一个公司单独销售的药物——才是真正的赚钱机器，因为处于垄断地位的公司可以在市场能承受的情况下，尽可能提高价格。

因此对于制药公司而言就有强大的利益驱动，去开发受专利保护的药物，以超越阿司匹林这类不受专利保护的药物——含有扑热息痛的药物品牌如此之多，以至于经常会与阿司匹林相混淆。

虽然它们都是非常有效的止痛剂和退热剂，但是阿司匹林和扑热息痛是截然不同的两种药物。

- 阿司匹林有显著的抗炎作用，而扑热息痛没有。关键在于，似乎就是这种抗炎作用让阿司匹林在很多的领域展示其强大的作用。
- 另一方面，扑热息痛的胃肠道刺激效应较轻研究：部分服用扑热息痛的患者也报告了胃肠道反应。

阿司匹林的应用

在过去的岁月里，阿司匹林已经显示了它惊人的疗效。尽管毫无疑问阿司匹林有些副作用，这也妨碍了一些人使用它，但是它作用的多样性是相当令人惊讶的。

不管怎样，重要的是要记住阿司匹林有两个完全不同的应用领域。

作为一种实际的治疗手段

20世纪70年代以来，阿司匹林的下列功效已经是众所周知：

- **镇痛（止痛）**
- **解热（减轻发热）**
- **抗炎（减轻炎症）**

这些药效使得阿司匹林可以有效治疗很多病症，包括风湿热和关节炎、痛经、轻度的头疼和疼痛以及多种发热性疾病的对症治疗。

在抗生素出现之前，阿司匹林是治疗风湿热的主要药物，这种疾病非常特殊。它也是治疗痛风最有效的药物之一，尽管所需的剂量太大而容易产生胃肠副作用。

对于这些病症而言，需要服用300毫克标准剂量的阿司匹林片剂。

作为预防性药物

在20世纪70年代，人们发现阿司匹林能有效抑制血小板这种特殊的血细胞彼此黏附。通过阻止这一情况的发生，阿司匹林就能在起始阶段防止血液凝集。在一定条件下，血凝块有导致心脏病发作和中风的危险，所以这一发现意义重大。

起初阿司匹林的处方是标准剂量，但是研究显示每日75~150毫克的低剂量就具有较好的预防效果。

在过去的二十多年里，越来越多的研究揭示，小剂量服用阿司匹林在预防多种有潜在致命危险的重症疾病中起着重要作用。

- 在20世纪80年代，一系列研究证实，对于已经有过心脏病发作的患者和不稳定型心绞痛的患者，阿司匹林可有效降低心脏病再次发作的风险。
- 一些研究表明，阿司匹林同样可以有助于预防心脏疾病危险人群的初次心脏病发作。同时，研究也证实阿司匹林可以降低发生某些中风的风险。
- 另有研究显示，阿司匹林在降低许多疾病风险方面有显著效果，如阿尔茨海默病、抑郁症和多种癌症。普遍认为阿司匹林可以降低糖尿病患者发生并发症的风险。
- 2010年末，牛津大学和其他中心对25 000名患者进行研究后，发表了重要研究成果。这一研究发现，每日小剂量阿司匹林能将总的癌症死亡率降低至少1/5。

阿司匹林的治疗作用

使用全剂量阿司匹林作为治疗药物

- 轻中度的疼痛
- 头痛
- 偏头痛
- 骨关节炎
- 风湿性关节炎
- 银屑病型关节炎
- 其他炎症性风湿疾病
- 心包炎（包裹心脏的肉膜所发生的炎症）
- 风湿热（要大剂量）
- 川崎病
- 心脏病发作后的即刻治疗
- 感冒（发热）和呼吸道感染

每日小剂量阿司匹林——作为预防性药物

- 凝血障碍
- 血栓性静脉炎
- 深静脉血栓
- 肺栓塞
- 房颤
- 冠心病

- 中风
- 阿尔茨海默病
- 糖尿病
- 视网膜静脉血栓
- 视网膜病变
- 肾病
- 白内障

某些癌症
- 结肠癌
- 直肠癌
- 食管癌
- 胰腺癌
- 乳腺癌
- 前列腺癌
- 脑癌
- 肺癌

注：当前医学界的主流观点并不支持使用阿司匹林（显示是
有效的）治疗血栓性静脉炎、深静脉血栓和肺栓塞，在
第7章我们将会详细解说。
除非存在有心血管疾病的证据否则不适合使用阿司匹林
治疗糖尿病。

阿司匹林的副作用

如同在本章开头所解释的那样，在实际应用的药物中没有一种是理想的——即使"神奇药物"阿司匹林也有副作用。

最常见的副作用

- 胃肠管刺激症状
- 消化不良和烧心感
- 恶心

从比例上看，大约6%的患者会有某种形式的消化不良。

不常见但很重要的副作用

- 诱发哮喘和肺部气管痉挛（也称作支气管哮喘）
- 胃溃疡
- 胃出血
- 青肿
- 过敏（从最轻的皮肤荨麻疹到最严重的过敏性休克，只有约0.5%的患者会发生变态反应）。
- 出血性中风
- 瑞氏综合征（影响16岁以下儿童）

如果服用过量

- 耳鸣（耳朵里有声音，最常见的是嗡嗡声）
- 高血糖症（血糖水平升高）
- 代谢紊乱（即体内酸平衡失调）

本章小结

总而言之，服用全剂量阿司匹林可以治疗许多疾病，每日服用小剂量阿司匹林可以降低心脏病和癌症这两种世界主要死因疾病发病的风险。据此，我认为阿司匹林可以自豪地宣布自己就是那传说中的魔兽：一种神奇的药物。

3

阿司匹林的作用机制

你可能已经想到，阿司匹林的作用机制非常复杂而难以解释。因此在本章中将尽量避免使用复杂的科学描述以及过多的背景知识。本章的目的在于用相对简单的词汇解释阿司匹林是通过何种机制发挥作用的。

阿司匹林的化学面纱

作为药品，阿司匹林的分子结构非常简单。你可能想象不出这种作用相当广泛的药物其结构却如此简单。

阿司匹林的分子式是$C_9H_8O_4$。

阿司匹林的分子结构如图：

COOH

O   CH$_3$

C

O

注意结构图中的粗体部分。这表示乙酰基——你可能还记得，这部分是被阿司匹林的发明人加到阿司匹林的原形（水杨酸）上的。这个结构非常重要。无论是1853年的热拉尔还是1897年的霍夫曼，这两个阿司匹林的发明人都没有认识到——通过加入乙酰基（它们的作用是保护胃黏膜）来"中和"水杨酸，他们极大地提高了阿司匹林的性能。

我们目前能了解阿司匹林的作用，主要是归功于约翰·韦恩教授和普利斯希拉·派普尔教授这两位科学家。他们的一项重大发现，让韦恩教授获得了诺贝尔医学和生理学奖以及一个骑士勋章。

韦恩和派普尔的突破性发现是，如果阿司匹林作用于活体组织，它能够抑制被称为"前列腺素"的物质的释放。

什么是"前列腺素"

前列腺素是来源于人体脂肪酸的一组化合物。瑞典生理学家欧拉首先在1935年从前列腺的分泌物中分离出它们，也因此得名。

实际上它们可以在人体的大多数组织和器官中产生，是功能广泛的信使化合物。

- 一些功能对人体是有益和起保护作用的，如调节肾脏功能，保护胃黏膜和控制细胞生长。
- 另一些作用毫无疑问是人体不想要的，如导致支气管哮喘（类似于哮喘的肺部气道痉挛）、变态反应和过度的炎症和疼痛。

前列腺素有什么作用

当前列腺素释放时会出现多种效应。确切的效应取决于释放的前列腺素的种类以及部位。

前列腺素能够：

· 调节肾脏功能

· 控制细胞生长

· 使神经细胞对疼痛敏感

· 在感染时升高体温

· 保护胃黏膜免受胃酸的伤害

· 调节女性的月经

· 帮助外伤愈合

· 舒张或收缩血管

· 引起平滑肌放松或收缩

· 影响眼压

还有更多其他效应。

第一个关键发现

韦恩和派普尔发现前列腺素引起的疼痛和炎症可以被阿司匹林阻断，因此这就是阿司匹林可以治疗这些病症的原因。

同样的结果可以在其他两种药物上观察到，水杨酸钠和吲哚美辛都是非甾体类抗炎药，阿司匹林也属于这个家族。其他的药物如吗啡没有这样的效果。

韦恩教授的研究结果发表在1971年的《自然》杂志上。

在同一期《自然》杂志上，发表了同一个部门另一个研究团队的研究结果。

这项研究与韦恩教授的研究无关，是一项关于阿司匹林对血小板（最小的血细胞）作用的研究。

与韦恩教授的动物实验不同，这项研究是在人身上进行的。他们给志愿者服用阿司匹林，然后抽血分析他们的血小板，以测定包括前列腺素在内的多种物质的水平。研究者发现，当服用阿司匹林后，血中前列腺素的水平下降。

这项结果有助于证实韦恩教授的理论。

阿司匹林全景图

在约翰·韦恩的突破性发现之后，其他几项研究结果帮助搭建起阿司匹林作用机制的全景图，就像我们玩拼图一样。

为了理解这一点，我们首先需要了解组织损伤后会发生什么。最好想象成这是一种由受损细胞启动的连锁反应。

第一步

当细胞损伤后，例如外伤或感染——细胞会释放出一种叫作花生四烯酸的物质。原因很简单：花生四烯酸是一种必需脂肪酸，是完整细胞膜的组成部分。

第二步

一种叫作环氧化物水解酶（被称为COX）的物质将花生四烯酸转变为我们已经知道的前列腺素。

目前已经发现了3种COX，它们负责转化不同的前列腺素：一些照料"有益的"前列腺素（如保护胃黏膜的前列腺素），另一些就处理"令人讨厌的"前列腺素（如引起炎症的前列腺素）。这三种COX分别是：

- COX-1——时刻存在，以低水平状态遍布全身。它的作用是提供少量前列腺素以维持身体正常机能。它对胃肠道有保护作用。
- COX-2——在发生感染或细胞损伤后被激活。它能促进炎症反应，升高体温引起发热，并参与疼痛感知。
- COX-3——它的功能尚未完全明确。它出现在大脑，可能与头痛相关。

阿司匹林在行动

科学家发现阿司匹林能够抑制COX-1和COX-2的功能。这就解释了阿司匹林的作用和副作用。

- 阿司匹林的大多数益处似乎来自于对COX-2的抑制。
- 阿司匹林的副作用则可能是因为它对保护性的COX-1的灭活。

这种抑制效应部分归因于阿司匹林分子式中的乙酰基团。它结合到（用科学术语说就是乙酰化）COX-1和COX-2上的受体位点，永久性阻断它们的作用。

简单来说，就是可以把COX酶上的受体位点看作是一把锁，而花生四烯酸就是一把钥匙。当服用阿司匹林后，它的乙酰基团封闭了这把锁，这样花生四烯酸就不能插入——这就意味着不能发生反应。阿司匹林"锁住"了COX，COX就不能与花生四烯酸结合，产生前列腺素的反应就不能发生了。

益处

阿司匹林的许多益处都来自于它阻断COX-2的能力。COX-2在组织损伤、疾病和感染发生时启动。因此通过阻断COX-2的作用，阿司匹林就能够：

- 通过阻止前列腺素增加神经细胞的敏感性而减轻疼痛。
- 通过阻止前列腺素产生、促进其他炎性介质来减轻炎症。
- 通过阻止大脑内一种直接刺激体温控制中心的前列腺素（这种刺激导致在感染时体温升高，因此缺乏刺激就意味着体温保持正常），达到降低体温的效果。
- 让血管扩张以散发体内的热量。

副作用

COX-1使人体得以保持有益的前列腺素的水平。但由于抑制了COX-1，阿司匹林对一些患者有负面效应。例如：

- 服用阿司匹林的患者最常见的不适反应是胃刺激症状。这与胃分泌的有助于食物消化的盐酸有关。这是一种强酸，但正常情况下胃黏膜受到一层碳酸氢盐和黏液的保护。这层物质受前列腺素的刺激而产生，而前列腺素则在COX–1活化时生成。如果COX–1受到抑制，这层保护物质就不能维持——接下来就会出现所有的并发症，从一般的炎症到溃疡或出血。

- 对平滑肌的控制受到影响，就可能出现支气管痉挛——导致哮喘发作和呼吸困难。
- 肾脏组织可能受到影响，功能下降和尿液减少，导致肾脏疾病。

出血问题

出血倾向是由于阿司匹林影响了血液中血小板上的COX–1。

血小板是最小的血细胞，它们的作用是当组织损伤时聚集在一起形成血栓以封闭微小血管。血小板的COX–1负责将前列腺素H转变为促凝血素–2。促凝血素使得血小板黏附性增加，这就能让它们更容易聚集在一起。

血小板的寿命

血小板一般只能够存活7～8天。阿司匹林能够让存活的血小板失去形成血栓的能力。血小板是一种独特的细胞，缺少含有DNA的细胞核，因此它不能合成更多的COX–1。这意味着在你服用阿司匹林以后，你的血小板黏附性将会比服药前下降，这种效应会持续一周。

阿司匹林与痛风

阿司匹林对肾脏的影响可以解释其治疗痛风的效应。痛风的问题在于尿酸代谢障碍，通常导致人体尿酸过高。

阿司匹林可以降低肾脏重吸收尿酸的能力。血液中的尿酸流经特殊的肾小管系统后，肾脏能够将过多的尿酸排入尿液而去除尿酸，最终排出体外。由于阿司匹林降低了肾脏对尿酸的重吸收，体内的尿酸水平就会降低，从而有助于痛风症状的改善。

当COX-1受到阿司匹林的抑制，减少了促凝血素的保护，血小板黏附性会降低（因此伤口也不易愈合），人体就会易于出现青肿和出血。

尽管这种血小板黏附性的下降对于某些患者可能是致命的，但它确实能够通过减少心脑动脉血栓形成从而有利于那些有心血管疾病风险的患者，降低心脏病发作或中风的风险。

没有副作用的药物

如你可能猜测的那样，现在正进行的研究就是看谁能够真正开发出一种药物，只抑制COX-2而不影响有益的COX-1。

已有一些选择性的COX-2抑制剂，似乎能非常有效地减轻炎症、疼痛和发热而不引起胃肠道不适。不幸的是使用18个月之后，患者出现中风、心脏病发作和血栓的病症却增加了。为了找到可以长期服用的选择性COX-2抑制剂，研究还在继续。

其他效应

研究显示，除了阻断COX酶，阿司匹林在体内还有其他效应，例如：

- 刺激产生天然化学物质消散素，它能够关闭机体的炎性反应（相关内容将在下一章讨论）。
- 形成一氧化氮自由基或NO-自由基，它们在抑郁症中可能起重要作用（详见第15章）。

小剂量阿司匹林

我们将在接下来的章节看到，小剂量阿司匹林，即每日1片75毫克，似乎在降低某些重大疾病的风险方面具有显著作用。

虽然我们知道了阿司匹林如何阻断不同的COX酶，但是它在长期应用中的作用机制还不是完全清楚。就降低心血管疾病风险而言，阿司匹林通过抑制COX-1从而降低血小板黏附性可能是主要作用机制。另一方面，它降低癌症风险的能力可能主要与抑制COX-2的功能相关。一些研究显示这两方面作用同等重要。

阿司匹林在预防重大疾病方面的作用机制，似乎不同于标准剂量阿司匹林减轻疼痛、炎症和发热的作用机制。要取得这些即刻效应，需要大剂量阿司匹林，而那些只需要小剂量阿司匹林的长期效应似乎是完全难以察觉的。

很明显，阿司匹林的秘密还没有被完全解开。诺贝尔奖在等待着揭开阿司匹林秘密的人。

疼痛、发热和炎症

4

世界范围内的不同文明通过实践发现，以柳树皮的天然形式存在的阿司匹林可以有效治疗困扰病人的3个方面的问题：

- 疼痛
- 发热
- 炎症

这些问题对于今天的我们依然重要。

疼痛

疼痛是最常见的症状，提醒人们自己生病了，或者他们需要采取措施让自己从危险环境中脱离出来。

疼痛的类型很多，原因也各不相同。

- 骨折会导致剧痛，需要使用强力的镇痛剂。
- 咽痛令人非常难受，可以用温饮料和漱口水缓解。
- 阑尾炎的腹痛剧烈，一定不能用镇痛剂止痛，必须采用外科手术切除发炎的器官。

- 心脏病发作可造成极度痛苦的胸中部疼痛，并向身体其他部位如手臂放射。

由此可以看出，疼痛不是简单的问题。截然不同的病理过程都能引起我们称之为疼痛的不适感。毫无疑问，疼痛是个谜。

值得高兴的是，今天我们对疼痛之谜有了相当深入的了解，这帮助我们制定出不同策略来应对不同类型的疼痛。

疼痛的类型

区分急性疼痛和慢性疼痛十分重要。急性和慢性并不是指感觉的两个极限。它们是完全不同的疼痛类型。

- 急性疼痛是对刺激意料之中的生理反应，由于潜在的危险和令身体极度不适而被人即刻感知。最简单的例子是当你烧伤手指时手会立刻发生反射性缩回。如果烧伤轻微，疼痛持续时间会相对较短。这种疼痛被看作是有着某种目的，即提醒人们注意发生了一个比较容易解决的问题。疼痛导致个体采取措施避免进一步的伤害或损害。
- 慢性疼痛是一种不舒适感的持续状态，通常不会自行消失。慢性关节痛或某些神经痛（发炎的神经疼痛）是典型代表。它也可发生于神经受压迫而导致神经根刺激症状如坐骨神经痛。这种疼痛对人体没有作用。
- 周期性疼痛是指反复发作的急性疼痛。反复发作的肠易激综合征或背痛都是这种疼痛。

急性疼痛通常可以使用止痛剂和抗炎药物治疗。仅用这些药物远不能控制慢性疼痛，还需要采用其他措施。

阿司匹林作为镇痛剂如何起作用

韦恩教授的论文告诉我们，阿司匹林通过阻断COX酶系统而起作用。这样就减少了前列腺素的产生，而其中大多数是炎性介质，可以刺激疼痛感受器并沿神经传导。简单来说就是：

没有前列腺素=没有让你感到疼痛的信号发出=没有疼痛

当然也没有那么简单。前列腺素是主要的炎性介质，但还有其他介质存在。阿司匹林不能影响它们，这样它们就能够继续产生一些疼痛信号。但是阿司匹林的总效应将会降低疼痛的水平。

想要减轻头痛、痛经、风湿痛或关节痛，阿司匹林的剂量必须达到每4～6小时300～900毫克。24小时最大剂量是4克。

为了达到产生治疗效应的血药水平，必须服用高剂量的阿司匹林。也就是说，为了在导致疼痛的组织上发挥效应，血中必须有足够剂量的阿司匹林。

阿司匹林同样可以通过其抗炎作用来减轻疼痛，因为它可以减少前列腺素的产生，而前列腺素会引起组织肿胀和血管周围刺激。我们将在下一章关于炎症的章节中详细讨论这些内容。需要认识到在阿司匹林镇痛效应中，这种机制同样重要。

阿司匹林似乎对大脑和中枢神经系统有着某种中心效应或直接效应。可能机制是阿司匹林影响大脑内的COX-3，但是还需要进一步的研究来证实这一观点。

退热剂阿司匹林

体温升高是身体某处有炎症的表现之一。如果体温过高就会造成大脑刺激导致抽搐。

早期的医生已经观察到这种抽搐，但没有认识到它的重要性。当时的医学教科书告诉他们，应该用蒸汽、温暖的毯子和升高病房的温度等方法消耗掉人体内的热。这是一种让疾病发展到转折点的理论，在发热时让体温达到顶峰，然后人体就会恢复。

后来，更多有见识的医生认为应该尽力将体温降下来，包括使用冷水擦洗和沐浴，以及使用能降低体温的药物。这种药物称作退热剂（febrifuges），来自于拉丁语febris和fugere，意思分别为"燃烧"以及"逃跑或离开"。

柳树被认为是一种强有力的退热剂。

一旦人们更好地理解疾病过程中发热的病因和作用，以及体温的重要性，在医学中就用pyrexia取代了fever表示发热，而那些可以降低pyrexia（来源于希腊语pyrexis，意为"发热"）的药物就被称作anti-pyretics（退热剂）。

而阿司匹林正是最有效的退热剂之一。

阿司匹林如何降低体温

人们发现阿司匹林能有效降低诸如发生感染性疾病时不正常的过高体温，但是对正常体温没有影响，这一事实似乎有些自相矛盾。

大脑中称作下丘脑的部分负责控制心率和体温。当体温过高，下丘脑就开始发挥作用，引起出汗和皮肤血管扩张以散发热量。但是在很多疾病中，前列腺素抑制了下丘脑的这一功能，因此就造成体温上升。

我们现在知道，阿司匹林可以减少前列腺素的产生，因此可以让下丘脑得以按其功能下调体温。这也是为什么阿司匹林不能将体温降低到正常水平以下的原因。

炎症

如我们在"阿司匹林的历史"中看到的那样，赛尔瑟斯这位古罗马百科学家在公元1世纪就在他的著作《药物学》中描述了炎症的四个主要表现。calor（热）、dolor（疼痛）、tumor（肿胀）和rubor（发红）现在仍然被看作是炎症的四大主要临床症状。这意味着医生在做身体检查时就能够发现这些外在体征。

我们将在接下来的章节看到，炎症似乎是许多慢性疾病的病因之一。

什么是炎症

炎症反应是一种生理机制，人体借此修复损伤或清除感染。举一个简单的例子来说，侵袭性微生物进入皮肤某个部位并迅速繁殖以突破人体的防御系统。人体就会动员其防御体系，包括血细胞，它们会大量聚集并形成一种称作脓的黏稠液体。

然后这个部位就会逐渐隆起，颜色发红，局部发热和感到疼痛。当它"成熟"时，意味着皮肤下出现脓液。要么脓液被排出体外，要么人体就会继续抗击感染直到清除为止。一旦人体清除感染，炎症反应就会停止，导致肿胀减轻、红热消散和疼痛消失。

人体的炎症反应的过程

- 外伤或感染导致受损部位血流增加——有时会让皮肤发红，局部温度升高。
- 富含白细胞和特殊的天然化学因子的液体将会从血管中渗出到组织中，在感染发生部位包围受损细胞。这导致受损区域肿胀，就感染来说会出现脓液聚集。
- 前列腺素和其他物质刺激患病部位的疼痛感受器引起疼痛。
- 直到炎症信号消失，炎症反应才会结束。

炎症反应的问题在于一旦发生就很难控制。你能把它看成是在用军事坦克而不是邮政小货车在运送邮件。由于它反应过度，可能导致更多不必要的损伤和痛苦。

这就是为什么要使用药物的原因。其目的在于减少过度的损伤和痛苦。在第3章中，我们已知道阿司匹林如何起作用。特别是，阿司匹林能通过阻断前列腺素产生而发挥作用。2型前列腺素，尤其是前列腺素E_2是炎症反应的强大介质。

关闭炎症反应

炎症反应会一直持续到所有的入侵微生物都被清除，以及组织达到最大程度的修复。当然有些时候，如果人体产生了某些针对自身的抗体，炎症反应超过了人体所需的程度，慢性炎症反应就开始了。

这种炎症反应可能是许多慢性疾病的病因之一，我们将在后面的章节进行讨论。但是一般而言，人体会在不需要的时候关闭炎症反应。

炎症反应的关闭称作炎症消退。

阿司匹林作为抗炎药如何起作用

我们已经知道，阿司匹林通过阻断前列腺素起作用，因此它对阻止炎症反应有广泛的效应。除了这种作用，它似乎也能够直接减轻已经发生的炎症反应。

有一组化学物质的作用是消除人体的炎症反应，这一组化学物质被称作消散素。阿司匹林似乎能刺激产生消散素，因此有助于关闭炎症反应——减轻肿胀、发热和疼痛。

抗炎症药物

我们对于细胞水平生理反应的认识不断增长，这就让人们能够开发出具有更强大作用的抗炎药物。

阿司匹林正是第一个被发现的非甾体类抗炎药。

尽管有些药物的抗炎作用强于阿司匹林，但是由于阿司匹林对COX酶和消散素的广泛作用，它对健康的益处和预防许多严重疾病的重要性仍无可估量。

阿司匹林治疗咽痛和感冒

普通感冒通常被视作一种不重要的疾病，尽管它导致身体的极度不适和影响工作。另外它降低了人体的抵抗力，为鼻窦和胸部继发更严重的感染创造了合适的条件。

这是一个导致疼痛、发热和炎症的疾病的极好例子。因此它也非常适合使用阿司匹林治疗。

2003年卡迪夫大学（Cardiff）的普通感冒中心在英国和瑞典进行了一项阿司匹林与安慰剂对照的双盲研究，内容是关于阿司匹林对咽痛和其他感冒症状的作用。

"双盲"意味着患者随机被给予阿司匹林或安慰剂治疗，无论是患者本人还是医生都不知道他们使用的是哪一种治疗方法。在这个试验中，患者服用的是阿司匹林或安慰剂。

- 该试验招募了272名有感冒症状的患者。平均年龄是25岁，其中男性109人，女性163人。
- 患者要对咽痛程度用0~10进行评分。
- 60%~70%患者有其他症状，如头痛、打喷嚏和流鼻涕。
- 53%患者有鼻塞症状。
- 45%患者有肌肉痛症状。
- 他们被随机给予单次剂量800毫克的阿司匹林和480毫克的维生素C或安慰剂。
- 患者的症状需在诊室检测2小时，患者在家自己监测4小时。

结果

- 研究人员发现阿司匹林能显著减轻疼痛程度，在两组间有20%~30%的差异。
- 主要效应在2小时内明显并可持续5小时。
- 没有与感冒症状不同的显著副作用，两组间没有差异。

结论

　　阿司匹林是治疗普通感冒所致的咽痛、头痛和肌肉痛的有效药物。

阿司匹林与头痛

　　头痛非常普遍，大多数并不严重。两种最常见的头痛是紧张性头痛和偏头痛。

紧张性头痛

　　紧张性头痛很常见。在每年都有86%的女性和63%的男性会发生紧张性头痛。

　　如其名字所示，这些头痛是因为头部肌肉紧张所致。这通常归因于压力且易于用止痛剂缓解。

　　一项关于阿司匹林和安慰剂治疗紧张性疼痛的对照研究发现，要取得疗效，阿司匹林一定要足量。 这意味着剂量越大，疼痛缓解的效果就越好。有效率为：

- 1000毫克时75.7%的患者疼痛缓解。
- 500毫克时70.3%的患者疼痛缓解。

· 使用安慰剂时有54.5%的患者疼痛缓解。

偏头痛

许多人认为偏头痛仅仅是一种剧烈头痛。实际上它是一种血管性头痛，由颅内外血管扩张所致。许多偏头痛患者在头痛发生前会有预兆。这是血管在舒张前先收缩引起。表现为视觉模糊，轻度头痛和恶心。然后当血管扩张时候，疼痛就出现了。

大约有20%的女性和10%的男性会发生偏头痛。

阿司匹林能治疗偏头痛吗？

2005年，一项安慰剂和阿司匹林对照的双盲试验研究了阿司匹林对单次偏头痛的有效性。在偏头痛开始时就给予患者单剂量的阿司匹林和安慰剂。结果发现两组间有显著差异，作者认为阿司匹林在治疗经过适当选择的偏头痛患者时是一种安全有效的药物。

现在，英国头痛研究协会（BASH）推荐偏头痛患者在初次发病时服用非处方（OTC）镇痛剂。

本章小结

　　阿司匹林是药典中减轻疼痛、发热和炎症最有效的药物之一。在全剂量服用时它是明显的医学问题的有效治疗手段，已经证实它能有效缓解疼痛、普通感冒、月经痛、关节炎和风湿热的症状。如果你有这些不适症状，阿司匹林是一种可以服用的极好的非处方药物，当然前提是你的既往病史允许你使用这种药物。

心脏和血液循环 5

循环系统由心脏和携带血液到全身所有器官和组织的血管组成。在这一章节，我们将着眼于这一系统如何工作，心脏病的病因以及阿司匹林如何预防心脏病初次发作和再次发作。

- 2011年，在英国估计有110万男性发生心绞痛。
- 英国6.5%的男性患有心脏疾病。
- 英国4%的女性患有心脏病。
- 发病率随年龄上升。75岁以上人群中，1/3的男性和1/4的女性患有心脏病。
- 在女性停经前，男性发生心脏病的风险是女性的2~3倍。女性激素似乎具有保护作用，而停经后这种作用就消失了，男女的风险比例就更加接近。
- 心脏和循环性疾病是英国人的头号杀手。2007年，英国因心血管疾病死亡的人数占总死亡人数的34%（约19.3万人）。

- 根据苏格兰连续发病率研究，每年共有9.6万例新发心绞痛病例。
- 英国每年由于心血管疾病导致的医疗费用支出达17亿英镑。

> 心血管疾病：是指影响心脏和血管的疾病。它能导致心脏病发作、中风和死亡。
>
> 冠心病：特指心脏供血障碍，主要阻塞了给心脏供血的动脉，即冠状动脉。

心脏

- 心脏是一个中空的肌肉泵。
- 心脏有四个腔，上面的两个空腔叫作心房，能把血液注入下面两个叫作心室的空腔。
- 事实上心脏像两个连接在一起的泵。心脏的左边从肺脏接收富含氧气的血液并将血液泵到周围组织，这个过程称作体循环。
- 心脏右边接收从组织来的脱氧血液并将其泵入肺脏以收集氧气，这叫作肺循环。
- 心脏上有四个瓣膜，作用是确保血液在四个腔内按正常的方向流经心脏。

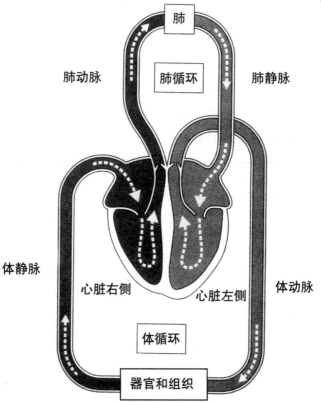

AN ASPIRIN A DAY

血管

人体内有3种类型的血管：动脉、静脉和毛细血管。

- 动脉从心脏运送血液到各个器官和组织，而静脉将血液运回心脏。

- 动脉运送富氧血液到组织并滋养它们。静脉运送脱氧血液回到心脏，以便血液被泵入肺脏获得更多氧气。

- 毛细血管是微小的丝线样的血管，连接动脉和静脉。它们为组织提供养分。

肺动脉

肺动脉是一个例外，因为它运送脱氧血液到肺脏发生氧和作用，然后通过肺静脉回到心脏。肺静脉是唯一运送富含氧气血液的静脉。

关于心脏和循环系统的历史

尽管人们意识到心脏在维持生命方面的重要性已经数百年，它的实际作用在那时还是一个谜。让我们了解一下人类是如何逐步达到以我们今天的方式理解心脏和循环系统的。

第一种理论

解剖学家维萨里（1514—1564）早已经观察到动脉与静脉里的血液有所不同。他认为是心脏制造出动脉血而肝脏制造静脉血，两种血液都由心脏和肝脏的某种吸吮机制被运送到肢体末端。当血液到达靶器官时就被消耗干净了。

哈维的工作

哈维（1578—1657）是一名曾经参加过英国内战的医生和解剖学家，也是英国三任国王的宫廷医生。从剑桥大学毕业之后，他在普多瓦大学学习医学和解剖学。

他认为血液是由心脏和肝脏制造的理论是不合逻辑的。简单的数学计算就能知道，按照这种理论，在短时间内就需要制造和消耗大量的血液。

通过大量的动物实验，哈维得出结论：血液的量是恒定的并在不断的循环中，由心脏通过血管运送。

重大突破

1616年哈维公布了他关于血液循环的发现，并在1628年出版了专著《Exercitatio Anatomica de Motu Cordis et Sanguinis in Animalibus》（即《关于心脏和血液运动的动物解剖实验》）。这是有史以来最重要的关于医学研究的论著，为以后的医学科学研究打下了基础。

他提出血液在两个独立的回路里流经心脏，肺循环运送血液到肺脏，而体循环运送血液到各器官和四肢。

法布里西乌斯

哈维在普多瓦大学的工作是在另一位解剖学家法布里西乌斯的指导下进行的，帮助他理解静脉中瓣膜的作用。它们只向一个方向开放，这样哈维推断出这种生理特征是用来让血液流向心脏而不是心脏制造血液。这提示血液是在体内不断流动，而且两个循环是通过某种方式连接在一起的。

马尔比基

1661年，一位意大利医生马尔比基（1628—1694）发表了他在显微镜下观察青蛙肺脏解剖结构的实验结果。他报告说发现了毛细血管，也就是连接动脉和静脉的微小血管。这正是哈维曾经寻找的缺失环节。完整的血液循环就这样被发现了。

血管的内膜

血管内都衬有一层叫作上皮细胞的扁平细胞。这一层称之为上皮层。在正常情况下它很光滑。

如果出现动脉硬化，这一层就会受损。也就是人们所知的动脉变硬了，这是心脏疾病的主要原因。

血液

在正常成人体内约有10品脱（1品脱约为473毫升，即4730毫升）的血液。它大概占人体体重的1/11或9%。它由以下成分组成：

- 称作血浆的液体，其91%是水，9%是其他成分——蛋白质、盐、消化产物、废物、携带的氧气和二氧化碳、激素、酶和多种信使化合物。
- 血细胞包括：红细胞，携带氧气；各种白细胞，抵抗感染和保护人体；血小板，黏附成团形成血栓以封闭血管的任何破损。

心脏的血液供给

这一部分会让很多人惊讶。心脏内始终有4730毫升的血液在流动，但是当心脏短时缺氧时就会出现心绞痛。更糟糕的是，如果心脏某个部分长时间完全缺乏富氧血液，就会引起心脏病发作。

问题是：为什么心脏不能直接从流经它的血液里获取氧气？

原因在于，心脏是由称作心肌的肌肉组织构成的。它要获得由血液提供的氧气和其他养分——和身体其他组织一样：它必须通过贯穿心脏的毛细血管获取氧和养分。而这些毛细血管反过来需要它们自己的动脉供养。

冠状动脉

冠状动脉是直接为心脏提供养分的血管。如果这些动脉中的任何一个出现问题，简单点说，你就有麻烦了。如我们在本章后面部分会了解到，哪一个动脉出问题对于患者的预后有关键性影响——甚至会决定你的生死。

心脏有两条主要的冠状动脉，分别是左冠状动脉和右冠状动脉。它们都起源于主动脉这条大血管。每条冠状动脉都用富氧血液供应着心脏的不同部位。

· 右冠状动脉——为心室壁和右心房供应富氧血液。

· 左冠状动脉——携带富氧血液分入两个血管：

  ○ 左前降支动脉——供应心室壁和左心房所需的富氧血液。基本上是供应心脏的前面。

  ○ 左旋支动脉——供应心室壁和左心房所需的富氧血液。基本上是供应心脏的后面。

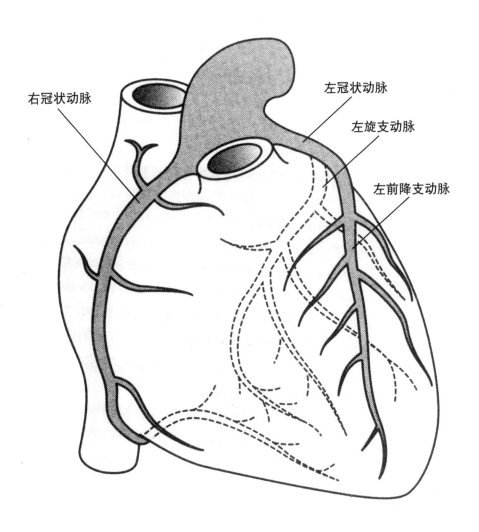

右冠状动脉

左冠状动脉

左旋支动脉

左前降支动脉

心脏会出什么毛病

心脏会出现四个基本问题:

· 跳动节律不齐。

· 短时缺氧产生心绞痛。

· 长时间完全缺氧（只需几分钟）就能导致部分心肌死亡，这就叫作心肌梗死。心肌梗死是我们通常所说的"心脏病发作"的最常见形式，为简单起见，我用"心脏病发作"指代这种疾病。

· 心跳停止。这种情况称作心脏停搏。如果心脏不能自发地重新跳动，或者不能通过心肺复苏或电击重新跳动，就会导致死亡。

冠状动脉疾病常常是（并不总是）这些问题的病因。

现在让我们更详细地了解每种潜在的疾病。

节律不齐

正常情况下心脏跳动是有规则的。每次跳动都是由位于右心房的窦房结这个心脏的生理起搏器启动。

某些情况导致生理起搏器不能正常工作，这样心脏的其他部位就会承担起搏器的角色。这些其他的起搏器工作可能不规律，导致心跳节律不规则。有时导致心跳加速，让患者感到心慌；有时又使得心跳缓慢，心脏就不能有效工作。

主要的病因是:

· 某些心脏瓣膜疾病。

房颤

房颤是指心房的重复收缩，与心室完全不协调，这样心脏跳动就极不规律。结果导致心脏不能有效泵血让血液充分氧合，患者就会感觉疲惫和呼吸困难。

更重要的是，不规则的心跳易于导致心脏内出现血栓。如果形成了血栓，它会经循环系统到达大脑导致一种称作缺血性脑梗死的中风。我们将在下一章进一步讨论。

- 甲状腺功能亢进。
- 冠状动脉疾病导致动脉阻塞，心脏供血障碍。

心绞痛

这是指由于冠状动脉狭窄引起的胸痛，通常是由冠状动脉疾病所致。

- 它的典型表现是胸中部疼痛，沿左上肢向手放射。
- 它通常在活动时加重，休息时缓解。
- 出现心绞痛后，心脏病发作的风险显著增加。
- 对心绞痛患者应该全面检查并给予适当的药物治疗。

急性冠脉综合征

不稳定型心绞痛指的是频繁发生且不可预知的心绞痛，它与心脏病发作都属于急性冠脉综合征（ACS）。它们都是缺血性心肌病的后果，意味着心肌细胞缺氧。

心肌梗死（MI）

这通常被称作心脏病发作。心肌梗死（MI）这一名称的由来是因为有部分心肌组织血供中断而缺氧坏死。

心脏病发作通常很严重：

这种心脏病发作有几种并发症，都需要全面检查并给予强有力的治疗。

- 心律失常——心脏由活动的频率、节律、起源部位、传导速度或激动次序的异常。

- 心源性休克——由于心脏不能供给充足的血液而导致多器官功能障碍。

- 心脏破裂——除了以上两种可以导致死亡的并发症以外，心脏破裂是最常见的死因。它发生在10%的患者中，通常是在发病后第5天到第10天，这时受损心肌正在愈合中。心脏破裂就发生在心肌受损的部位。

- 心力衰竭——心脏病发作可以削弱心脏功能，损害其泵血能力。这种情况需要持续治疗。

- 乳头肌断裂——乳头肌是心脏内控制心瓣膜开关的肌肉，断裂后可导致瓣膜功能不全和迅速的心力衰竭。

- 心包炎——是指心脏外面包裹心脏的包膜的炎症，它在心脏病发作后24~72小时出现，导致更严重的压缩性胸痛。它发生于20%的患者中，常为自限性，即可以自行消退。

心脏疾病的危险因素

有些因素可以让人发生急性冠脉综合征的风险增高，由此导致心绞痛和心脏病发作。

· 吸烟。

· 高血压。

· 肥胖和超重。

· 高胆固醇。

· 缺乏运动和习惯久坐的生活方式。

· 摄入动物脂肪过多。

· 糖尿病（这一点还有争议，除非患者同时还有高血压）。

· 有家族史。

· 种族因素（某些族群的风险更高）。

动脉变硬

这种潜在疾病的医学表述是动脉硬化，一般称作动脉变硬。

如先前所提到的，血管内有一层由上皮细胞组成的内膜。只要这一层上皮保持完整，血液就可以流动顺畅。

如果把动脉看做是河流，你就可以想象出动脉硬化是如何形成的。这有点像河流发生淤积。由于血管是弯曲的，就有发生淤积的倾向。它并不是导致泥沙那样的沉积，而是出现叫作动脉粥样斑块的堆积。

这种斑块实际上是血管壁上的脂肪条纹。脂肪分子被上皮细胞层吸收，在血管壁上形成肿胀。钙和其他矿物质也会被吸收和储存在斑块中，纤维性的组织就形成了，产生一个坚硬的团块，这样就导致血管管腔狭窄，从而使其更加坚硬和缺乏弹性。

沿着动脉走向可以形成许多斑块，净效应是导致相当长度的血管狭窄，因此就减少了血流量。如果这发生在给心脏供血的冠状动脉，心绞痛就可能发生。

血栓形成

只要血管的上皮层保持完整，血液就会持续流动。但是如果这上皮层由于斑块破裂而中断，信使化学分子就会向血细胞发出警报，它们就会运动到这一区域形成血栓以封堵血管的受损部位。血小板会发生聚集，并形成一个类似蜘蛛网的纤维样结构，以捕获更多细胞来封闭损伤，叫作血栓。血栓形成的过程称作血栓形成。

如果冠状动脉变得非常狭窄，且血栓大到足以阻断血流，那就很可能出现心脏病发作。该动脉供血的心脏部分就会坏死。

阿司匹林在减少血栓方面的作用

从我们所知的阿司匹林作用机制，阿司匹林可以通过两种主要机制降低血栓形成的风险：

- 通过抑制COX-2酶，直接减轻血管壁的炎症。

- 同时抑制COX-1酶，防止血栓素形成。这就减少了血小板的黏附和聚集。这一效应将持续7~9天，也就是血小板生命周期。

不同类型的心脏病发作

当一条冠状动脉由于阻塞而停止向心脏供应含氧血，就会出现心脏病发作。可以根据心脏受损部位对心脏病发作进行分类，这一般可以用心电图检查做出诊断。心脏病发作的主要区域是：

- 心前区。这一部位的心脏病发作称作"前壁心肌梗死"，原因是左冠状动脉的阻塞。它一般影响左心室，而左心室是向除了肺以外的全身供血的。这往往是一次心脏病"大"发作，也最危险。
- 心底部（下壁心肌梗死）。这是由右冠状动脉的一支出现血栓所致，一般是心脏病小发作。
- 心后部（后壁心肌梗死）。表现通常不明显，有时候诊断相当困难。

怀疑是心脏病发作的检查

检查需尽快进行，因为在心脏病发作开始死亡率就很高。
- 心电图是测量心脏电活动的方法。心肌受损部位是不带电的（因为坏死组织不能传导电活动），因此它的部位就可以在心电图上显示出来。

· 检测血中的心肌酶，它们是从坏死的心肌组织释放到血液中，心脏病发作时会升高。血中其他的化学物质水平也可以升高。

· 核素扫描——这是一种非常复杂的检查，需要使用放射性同位素，它们可以在心肌组织里积聚并能很快排出体外。放射性同位素能精确显示心脏的受损部位。

· 负荷测试——通常是在心脏病发作的患者离开医院前进行此项检查，以判断心脏功能状态。

· 如果负荷测试显示有必要，就应该进行冠状动脉造影检查。

· 冠状动脉造影——是向冠状动脉内注射一种染料，它能在特殊的X–光机下显示冠状动脉的轮廓。这必须在特殊的X线导管室内进行。它能显示动脉狭窄程度，以判断是否应使用植入支架疏通冠状动脉，或需要进行心脏旁路手术来修复。

· 超声心动图——也是用于检查心脏的功能状态。

心脏病发作后的紧急治疗

治疗的主要目的是消除血栓或血凝块，减少血小板黏附和聚集，阻止血小板附着于受损的斑块（这只会增加血栓的体积，让动脉进一步狭窄。）如果能做到这些，进一步的心肌缺血（心脏缺氧所致）将会减轻或降至最低程度。

- 阿司匹林是治疗心脏病发作的最佳药物（前提是没有禁忌证，即没有不能使用阿司匹林的既往病史，如出血性中风或其他出血性疾病，胃溃疡病史，哮喘，过敏等）。全科医生都习惯随身携带这种药物。每次300毫克直接口服。
- 其他抗血小板药物，如氯吡格雷应该在医院里使用。
- 溶栓药物如链激酶需要在医院里使用。
- 可以给予其他镇痛药和治疗心力衰竭的药物。

重要的科学研究

心脏病发作预防的第一个研究是关于二级预防。我们已经知道，如果一个男性发生过心脏病发作，那么他再次发作的风险增加20倍。因此，明确是否可以预防心脏病二次发作就十分重要。

20世纪70年代，南威尔士的医学研究理事会（MRC）流行病学部开始进行阿司匹林的临床试验。他们调查了一群已经出现过心脏病发作的男性患者，随机分组每日给予阿司匹林或安慰剂口服。试验结果发表在1974年的《英国医学》杂志上。

- 1 239名男性入选。
- 6个月后总体死亡率下降12%。
- 12个月后总体死亡率下降24%。

这项研究存在的问题是时间不够长。尽管减少24%看起来似乎很多，但是由于参与试验的患者人数不够多，所以就不能得出有统计学意义的令人信服的结论。

在随后的几年，还有几个其他的研究小组进行了关于阿司匹林的试验，但每项试验都受制于患者人数不足。

第一项大型研究

1988年在《柳叶刀》杂志上发表了一篇国际性试验研究。

这项研究称作"心肌梗死生存率的第二次国际研究"或ISIS-2。它在当时对临床实践产生了重大影响，因为它的研究结果显示，在心脏病发作后使用阿司匹林和链激酶都能显著提高患者的生存率。

这项试验是对抗血小板药物小剂量阿司匹林（160毫克）和溶栓药物链激酶的析因分析。有417个医院的17 187名患者参与这项研究，平均发病时间是5小时。患者用安慰剂做随机对照，因此他们会使用：

· 1.5MU的链激酶静脉注射1小时

· 每日口服160毫克阿司匹林，持续1个月

· 以上两者联用

· 以上两者均不用

试验结果显示，每种药物都可以将35天内的血管性死亡率降低25%。但非常显著的是，在联用两种药物的患者中，死亡率减少了42%。

在上述试验的同时，有几项关于阿司匹林二级预防的小规模研究也在进行中。为了让这些小规模研究的结果得以应用，有人进行了荟萃分析。荟萃分析是一种研究方法，通过不同的权重将高质量的独立研究结果综合起来，以评价一项治疗的效果。

一项1988年的对几个临床试验的荟萃分析提示，小剂量阿司匹林具有预防二次非致死性心脏病发作的作用。

20世纪90年代的研究结果

在1994年，抗血栓试验协作组对145个抗血小板药物主要是阿司匹林的对照试验进行了荟萃分析。另外29项不同抗血小板药物的随机对照试验也包括在内。事实上，这项研究的亮点是有70 000名高危患者，其中的许多人曾经有过心脏病发作。

他们发现：

· 非致命性心脏病发作减少1/3。

· 中风减少1/3。

· 其他血管性死亡减少1/3。

· 多数试验持续了2~3年。似乎2~3年后还有进一步降低，提示使用时间越长，改善幅度越大。

· 那些低危的患者发生非致死性心脏病发作的风险似乎减少了1/3。这提示阿司匹林可能对初次心脏病发作具有一级预防作用。很显然这是一个非常重要的发现。

结论

证据是压倒性的:

- 以前发生过主要心血管病症,如心脏病发作的患者中,小剂量阿司匹林能降低再次心脏病发作或缺血性中风的风险。

- 阿司匹林或其他抗血小板药物在一级预防中的作用还缺乏强有力的证据支持。

阿司匹林与心脏病发作的一级预防

2002年,抗血栓试验协作组进行了另一项荟萃分析。这项研究包括以阿司匹林为主的抗血栓药物的一级预防和二级预防试验。

他们分析了涉及13.5万个患者的287个临床试验，比较各种抗血栓药物和安慰剂的作用。他们还分析了另外7.7万患者，以比较不同抗血小板药物的作用。

· 任何严重的血管病症都减少约1/4。

· 非致死性心脏病发作减少1/3。

· 非致死性中风减少1/4。

· 血管性死亡率减少1/6。

· 净效应显著超过了出血的风险。

· 阿司匹林是应用最广泛的抗血小板药物。

他们的结论是，对于心脏病发作或非出血性中风的高风险患者而言，阿司匹林是一种有效的一级预防和二级预防的药物。

高风险和低风险患者

　　许多研究者都想过同一个问题，也是抗血栓试验协作组在1994年提出的：阿司匹林是否在一级预防中占有一席之地。也就是预防第一次心血管病症发生。

　　如我们已经看到的那样，抗血栓试验协作组2002年已经肯定了阿司匹林确实在心脏病发作或中风的高危患者的一级预防中起着一定的作用。

　　但是那些没有任何理由认为自己会有心脏病发作或中风的人们，是否应该每日口服小剂量阿司匹林"以防万一"呢？

一级预防的6项主要试验

　　有6项主要的临床试验研究了阿司匹林在预防主要血管病症即心脏病发作或中风初次发作中的作用。

试验1：英国医生试验（BDT）

　　包括5139名健康的医生，服用或不服用全剂量的阿司匹林。研究结果发表于1988年。

- 阿司匹林组中总死亡率下降10％。
- 心脏病发作或中风的发生没有显著降低。
- 微小中风（也叫作短暂性脑缺血发作，即TIAs）有轻微的下降。

有人认为这些结果在统计学上没有显著意义，因为样本很少而且在阿司匹林组中有30%的人停止了用药。

试验2：医生健康研究（PHS）

这是一项包括22 071名美国医生的随机析因设计试验。他们隔日服用阿司匹林和β胡萝卜素以明确癌症的发病率是否降低。尽管这一试验并不是为了研究阿司匹林对心脏的作用，研究者们还是注意到了这些结果，并在1989年发表了研究结果。

· 初发的非致死性心脏病发作减少了44%。

· 非致死性中风减少了18%。

· 致死性事件减少了18%。

试验3：高血压优化治疗研究（HOT）

这项试验是为了评估阿司匹林对降压治疗药物的影响。9 399名患者被随机给予小剂量阿司匹林，相似数量的患者被给予安慰剂。他们同时还常规服用降压药物。

这些结果发表于1998年。阿司匹林将所有的心脏病发作减少了36%，包括致死性和非致死性发作。

试验4：血栓预防试验（TPT）

有5 499名49~65岁的男性参与了试验，经评分都是发生心脏病或中风的高危患者。他们被从108个全科诊所招募而来，是医学研究理事会全科医师研究框架的一部分。采用析因设计，患者被随机分别给予阿司匹林和华法林、阿司匹林和华法林安慰剂、阿司匹林安慰剂和华法林或双份安慰剂。试验中阿司匹林和华法林都是给予小剂量。

这项研究结果发表在1998年的《柳叶刀》杂志上。研究者调查了这些药物对因循环系统阻塞而导致的所有心脏疾病（即缺血性心脏病）的影响，这种影响定义为冠心病死亡和致命（或非致命）心脏病发作的总和。

- 华法林的主要效应是使所有的缺血性心脏病减少21%，由于致命性事件减少39%，因此华法林减少所有病因的死亡率达17%。
- 阿司匹林的主要效应是将缺血性心脏病减少20%，非致死性事件减少32%。
- 与安慰剂相比，两种药物联用能将所有缺血性心脏病减少34%。

结论

- 这一研究进一步证明阿司匹林可以减少非致死性缺血性心脏病。
- 华法林减少所有的缺血性心脏病事件，主要归因于致死性事件减少。
- 阿司匹林与华法林联用在减少缺血性心脏病时比各自单用更有效。

试验5：一级预防项目（PPP）

这是另一项析因设计试验，除了给予患者生活方式建议以及治疗风险因素之外，还给予小剂量（100毫克）阿司匹林肠溶片和（或）维生素E，以观察它是否能减少心脏或大脑主要事件（即中风或心脏病发作）的风险。

4495名患者参与试验，年龄都在50岁以上，且具有至少一项心脏病发作的危险因素（糖尿病、高胆固醇、肥胖、高血压或有心脏病发作过早的家族史）。

由于有了TPT试验和HOT试验的结果，这项试验提前结束。这些结果发表于2001年。

- 所有相关的心血管病症风险下降了44%，包括心脏病发作、猝死和非致死性中风。
- 小剂量阿司匹林对男性和女性都有效。
- 维生素E对结果没有影响。

试验6：女性健康研究（WHS）

在这项安慰剂对照的双盲试验中，研究对象是45岁及以上的健康女性，隔日给予她们小剂量阿司匹林和维生素E或安慰剂。这项研究包括40万名女性，跟踪研究10年。这项研究发表于2005年。

- 发生中风的风险减少17%。
- 非致死性中风减少19%。
- 发生微小中风的风险减少22%。
- 在65岁以上女性中，心血管病症减少26%。

- 对于心脏病发作似乎没有作用。

2009年，抗血栓试验协作组进行了另一项荟萃分析。对象是刚结束的6项一级预防试验的患者（包括9.5万名发生风险较低病症的患者）和另外16项二级预防试验的患者（包括1.7万名在某个病症方面有高风险的患者）。

在一级预防试验中
- 阿司匹林将严重心血管病症减少12%——主要是因为心脏病发作减少。
- 中风的发病率没有显著减少。
- 阿司匹林增加了发生胃肠道大出血和颅外出血的风险。

在二级预防试验中
- 阿司匹林减少严重血管病症的比例更高。
- 发生中风的风险减少20%。

在一级预防和二级预防中
- 男性和女性患病风险降低的比例都是相同的。

结论
- 尽管有一些证据表明，有明确闭塞性疾病（有动脉狭窄的证据）的患者和那些心脏病发作或中风的高危患者服用阿司匹林是有益的，但是对于那些没有患病证据的低风险患者的益处还缺乏证据。

- 虽然这些低风险患者发生血管病症的风险有轻微降低，但是必须与发生大出血的风险相权衡。

本章小结

在应用阿司匹林预防心脏病方面，我们可以得出3个普遍性结论：

第一，对于血管病症的高危患者而言，阿司匹林是有效的一级预防和二级预防药物。在一些研究中，阿司匹林可以将此类患者发生心血管疾病（心脏疾病、心脏病发作或中风）的可能性降低44%之多。

第二，已经发生过心脏病或缺血性中风的患者，每日服用小剂量阿司匹林可以将心脏病发作或缺血性中风再次发作的风险显著降低达33%。发生副作用的风险（如出血）要小于不治疗带来的风险。因此，为了预防二次发作，推荐那些已经有过心脏病发作或缺血性中风的患者服用阿司匹林（当然前提是患者的既往病史允许他们服用阿司匹林）。

第三，阿司匹林对于减少低危患者发生心血管病症的效果还不明确。任何益处都必须与阿司匹林的副作用相权衡。但是在患者与医生讨论是否应该服用阿司匹林时，需要考虑阿司匹林对其他疾病如癌症的作用。阿司匹林对几种疾病的综合效应，可能会让你开始规律服用它以预防多种疾病，而不考虑发生副作用的潜在风险——但是这应该由你和你的医生决定。

中　风 6

　　虽然我们已经在上一章节中提到了中风这个主要心血管病症，但还是需要对中风进行一些特别讨论。

关于中风的统计资料

- 大脑获得的氧气占身体的25%，但是不能储存。
- 如果大脑的血液供应中断，脑细胞就开始迅速死亡。
- 世界卫生组织估计，1999年在欧洲约有140万人死于中风。
- 根据世界中风组织的资料，世界上某个地方约每6秒钟就有一人死于中风。
- 同样根据世界卫生组织的资料，在一生中每6个人中就会有1人可能发生中风。
- 每年在英国约有11万个首次中风的病例。
- 每年在英国约有3万个再次中风的病例。
- 中风是第三常见死因。
- 中风是英国长期致残最常见的原因之一。

中风的类型

脑血管意外或中风是指脑组织某个部分的血供中断所导致的脑病。结果是脑细胞开始相继死亡，一些细胞可能受损。

大多数中风是由于血凝块阻塞了大脑里的动脉，这叫作缺血性中风。

缺血性中风的类型

- 短暂型脑缺血发作（TIA）——这是一种微小中风，持续时间不超过24小时。血管阻塞是短暂的，人体能够重建正常的血供。但是必须认真对待它，因为它是可能发生严重主要中风的预警。
- 脑血栓形成——是指在某条已经出现狭窄和部分堵塞的脑动脉有血凝块形成。
- 脑栓塞——由于在身体其他部位形成的血凝块被冲入脑部的血循环，并停留在某条狭窄的动脉而造成的中风。最可能的病因是不规则的心跳，如房颤。

另一种危险的中风是出血性中风，指的是脑组织中的血管破裂，血液漏出到脑组织中导致损害发生。如果出血不止，会迅速导致死亡。

中风的症状

中风的症状多样，取决于脑组织的受损部位。

常见症状

- 面部的一侧出现无力，可能有嘴唇下垂。
- 身体的一侧无力或瘫痪。
- 口齿不清或言语困难。
- 吞咽困难。
- 部分视野缺失或视力障碍。
- 头痛。
- 思维混乱。
- 大小便失禁。
- 意识模糊或意识障碍。

威尔斯医生

在上一章节中我们谈到了哈维，他发现了血液是如何循环的。

有一位与哈维同时代的威尔斯医生（1621–1675），他是另一位在英国内战期间为国王而战的皇家医师。与哈维一样，威尔斯也是一位对人体血液循环极有兴趣的解剖学家。

威尔斯在17世纪60年代出版了几本书籍，其中最重要的是关于大脑的著作。在书中他描述了脑组织基底部的血管环网，由颈前和颈后的大动脉向上延伸形成。这些动脉交织在一起形成一个动脉环，被称为"威尔斯环"，再发出分支给脑组织不同部位供血。威尔斯环或它任何分支的阻塞会导致中风发生。

中风的治疗

为了诊断中风的类型，住院治疗很重要。

缺血性中风可以使用溶栓药物如链激酶和抗血小板药物如阿司匹林。

出血性中风绝不能使用溶栓药或阿司匹林，因为会加重病情。即使在中风好转之后，这一建议仍然成立，即任何曾有过出血性中风的患者终身都不能服用阿司匹林。

发生中风的危险因素

总的来说，这些因素与心脏病发作的危险因素一样，但是需要强调以下几点：

- 不规则的心律，特别是房颤。在无TIA或中风病史的房颤患者中，有2%~4%的人将在一年内会出现严重中风。
- 有TIA或中风病史。
- 高血压。
- 吸烟。
- 糖尿病（目前有争议，除非患者还患有高血压）。
- 饮酒——任何超出成人限量（每周男性28个酒单位，女性21个酒单位）的酒精饮料都是危险的。（在英国1个酒单位约含8克酒精）
- 饮酒过多的患者发生肝病和痴呆的风险也更高。

阿司匹林能预防中风吗

对于这个很重要的问题已经有了很多研究。主要的研究和结果如下。

1977年的研究

第一个肯定阿司匹林对中风有保护作用的研究发表于1977年。这是一个由Fields等人完成的关于阿司匹林对缺血性中风（脑组织缺血所致的疾病）作用的小样本双盲研究。它涵盖178名发生过微小中风的患者。

- 研究开始于1972年，持续了37个月。
- 随机给予患者阿司匹林或安慰剂。
- 可测量的研究终点是出现微小中风、死亡、脑或视网膜梗死（通常是由于动脉阻塞所致的部分脑组织或眼组织死亡）。

结果

- 在观察6个月时，阿司匹林组发生微小中风、死亡、脑或视网膜梗死的发生率显著降低。
- 有过微小中风反复发作的患者改善最明显。

英国微小中风试验

这项研究是从1979年开始到1985年结束，对象是2 435名曾经发生过微小中风的患者。

- 他们被随机给予阿司匹林600毫克（每日两次）或每日300
毫克阿司匹林或安慰剂。
- 有效性方面，300毫克组与1 200毫克组没有显著性差
异——但是1 200毫克组发生胃部副作用更多。
- 男性和女性没有差异。

研究者发现，阿司匹林组发生中风、心脏病发作或死亡的
概率比安慰剂组下降了15%。

国际中风试验

这是一项发表于1997年的大型研究，对象是19 435名发生
过缺血性中风的患者。他们在中风发生后即刻被随机给予阿司
匹林或肝素（一种通过注射给药的抗凝血药）14天。通过6个
月随访，阿司匹林可使每1 000名患者发生死亡或残疾的事件
减少13例。肝素没有这种作用。

中国关于急性中风的研究

这是一项对象为2万名急性缺血性中风患者的随机安慰剂对
照试验。抗血栓药物连续使用4周。在第4周时，阿司匹林使医
院内死亡率或非致死性中风减少了12%，将每1 000人的死亡
或出院时残疾数减少11.4例。

房颤和中风

每个房颤患者（AF）发生中风的风险都在增加。简单来

说，房颤是由于心律不齐使心脏内形成血凝块，这些血凝块能进入血流并移动到脑部导致中风发生。

房颤的三个风险等级

高风险——每100人中会有6~12人在12个月内发生中风。

· 年龄为75岁以上。

· 有过中风病史。

· 有心脏瓣膜疾病。

· 存在心力衰竭。

中等风险——每100人会有3~5人在12个月内发生中风。

· 年龄为65岁及以上。

· 年龄达75岁，且有以下表现——高血压、糖尿病、心脏病或外周动脉疾病。

低风险——每100人中会有1~2人在12个月内发生中风。

· 年龄小于65岁且没有其他风险因素。

房颤

· 每年有5万个新发病例

· 每200个50~60岁的人中有1个房颤患者

· 每10个80岁以上的人中有1个房颤患者

阿司匹林与房颤

阿司匹林只是治疗房颤的方法之一（其他方法将在下面讲述），但是证明是有效的。根据目前的英国国家健康与临床优化研究所（NICE）推荐的方案：

- 如果没有禁忌证，中风风险低的房颤患者，应该每日给予75毫克至300毫克阿司匹林。
- 中风风险中等的房颤患者，每日应该给予75毫克至300毫克阿司匹林或考虑使用抗凝血剂（使用如华法林这样的药物）。
- 中风风险高的房颤患者，如果没有禁忌证，应该给予华法林以保持血液的抗凝状态。如果患者有使用华法林的禁忌证而没有使用阿司匹林的禁忌证，则应该考虑使用阿司匹林。

房颤的治疗

治疗房颤有四种方法：

- 减慢心率。

使用如 β 受体阻滞剂这样的药物。

- 减慢节律。

  ○ 一些病例可以使用心脏电复律。使用电击使心脏恢复正常节律。

  ○ 使用抗心律失常药物。

- 降低血液黏滞度。
  - 使用华法林抗凝——防止由于颤动心房的搅拌作用而形成血凝块。防止血凝块出现的可能性有80%。
  - 如果患者不能使用抗凝血药物，就需要使用抗血小板药物如阿司匹林，防止血凝块出现的可能性为20%。
- 其他治疗。

治疗甲状腺疾病或外科手术治疗心脏瓣膜疾病或治疗高血压。

伯明翰老年房颤患者治疗研究（BAFTA）

在过去的几年里，有几项关于阿司匹林和华法林预防中风的研究。它们显示，华法林对80%的病例有效，而阿司匹林是对20%病例有效。但是研究没有明确老年人使用抗凝血剂的潜在风险是否超出它的益处。

这种风险是脑组织或胃部出血。应该考虑到使用华法林的患者需要按期进行血液检查以避免抗凝过度，这会给一些患者造成痛苦和不便。

2007年，一项重要的研究——伯明翰老年房颤患者治疗研究在英国200多个全科诊所展开，以比较阿司匹林和华法林在75岁以上人群中预防中风的作用。

- 研究招募了973名75岁以上患者，随机给予阿司匹林或华法林。
- 在华法林组出现了24个一级事件（中风和血栓形成）。

· 在阿司匹林组出现了48个一级事件（中风和血栓形成）。

结论

· 这项研究支持给75岁以上的房颤患者使用抗凝血剂，除非患者有禁忌证或认为得不偿失（如必须定期进行血液检查）。

· 如果患者不愿使用抗凝血剂，那么阿司匹林也可以提供一定的保护作用，尽管要小一些。

本章小结

研究显示，阿司匹林在治疗和预防中风方面都是有效的。这意味着它既可以预防中风，又能够在中风发生时作为治疗药物使用。

作为积极治疗手段

- 皇家医师协会和英国国家健康与临床优化研究所（NICE）目前推荐，在中风发生后只要排除了出血性中风，就应该立即给予患者300毫克阿司匹林。

- 任何有过出血性中风的患者都不应该使用阿司匹林。它有造成脑组织进一步出血的风险，甚至导致死亡。

作为预防药物

- 患过微小中风的患者需要服用阿司匹林。发生微小中风可能是严重病症将要发生的征兆。阿司匹林可以将微小中风患者发生中风、心脏病发作和死亡的风险降低15%。它也可降低再次发生微小中风的风险。

- 房颤患者发生中风的风险增高：有2%~4%的房颤患者在一年内出现大中风。推荐中低度风险的房颤患者以及不能使用抗凝血剂的高风险房颤患者，每日服用小剂量阿司匹林。

- 在发生第一次非出血性中风后，患者应该无限期地每日服用50~300毫克阿司匹林以预防新的中风。

阿司匹林与动脉、静脉、妊娠

现在我们需要讨论身体其他部位的血液供应。这可能过于复杂，所以我们首先讨论动脉系统的问题（它们向组织提供含氧血液），然后是静脉系统（它们将脱氧血运回心脏）。

一直有人认为阿司匹林对这两种问题都有益处，但是如我们将会看到的一样，研究显示并非如此。

外周动脉疾病

外周动脉疾病是指四肢动脉系统的疾病。实际上主要是指下肢的供血障碍（也称作闭塞性疾病）。

外周动脉疾病的病理与我们已经讨论过的心脏疾病的完全一样——它是由于动脉硬化（动脉变硬）而影响下肢的动脉。

· 典型症状是间歇性跛行。它是由于长距离行走而出现的腓肠肌疼痛有时是臀部的疼痛。这个距离长短不一。有些患者在走几百码后才出现，而另一些患者只能走30码（1码等于0.914米）。停下来休息可以缓解疼痛。出现这样的症状就应该进行检查。如果出现了外周动脉疾病，患者也可能有冠状动脉和脑动脉疾病。实际上，一半的患者发生心脏病发作或中风。

因此这些患者有心脏病发作或中风的风险。

阿司匹林能起作用吗

让我们看看到目前为止的研究。发表于1996年的CAPRIE研究，是一项随机双盲的对照试验，以比较氯吡格雷和阿司匹林对有缺血性中风风险（由于脑组织血供中断所致的中风）的患者的作用。 这是一项涵盖19 158名患者的二级预防试验。研究对象由三种人群组成，包括最近有过中风，最近有过心脏病发作以及有外周动脉疾病的症状的人群。每组约6 300人。

研究发现，氯吡格雷在预防二次中风、心脏病发作或死亡等方面比阿司匹林略有效一些。有意思的是，尽管有这样的试验结果，阿司匹林仍然被认为是主要治疗药物而氯吡格雷则留给那些不能耐受阿司匹林的患者。原因可能是阿司匹林相当便宜。

但是研究也发现，阿司匹林对于主要是外周动脉问题的患者似乎无效。不管怎样，试验的结论是，外周动脉疾病的患者应该服用氯吡格雷或每日75毫克至300毫克的阿司匹林。似乎很难评价这一点，但是考虑到外周动脉疾病的患者中，至少有一半的人同时存在冠状动脉或脑动脉疾病（也就是在靠近心脏或脑组织的动脉出现同样疾病），因此他们将可能受益于阿司匹林而减少严重疾患风险的作用。正是由于这个原因，如果没有用药禁忌证，阿司匹林应该是一种治疗外周动脉疾病的合理药物。

阿司匹林与妊娠

在这里似乎应该讨论这个问题，因为已经证明阿司匹林有助于治疗妊娠中的一些直接与动脉相关的潜在疾病。

一般来说不推荐在妊娠期使用阿司匹林，记住这一点很重要。这是因为在胚胎发育阶段，任何药物都可能对发育的关键时刻有副作用，可能导致畸形发生。

流产

在理论上，阿司匹林可以刺激胎盘下出血而导致流产。

2001年《英国医学》杂志上发表的两篇论文研究了妊娠前和妊娠中服用阿司匹林和其他非甾体类抗炎药的影响。第一项研究涉及1 462名怀孕的妇女，她们都曾在怀孕前30天口服过阿司匹林或其他非甾体类抗炎药，对照组是17 259名没有服用任何药物的怀孕妇女。第二项研究比较了4 268名发生流产的女性（其中68名曾经服用阿司匹林或非甾体类抗炎药）和29 750名顺产的女性。

研究人员发现，服用药物与流产似乎有某种联系，联系最紧密的是在流产前一周服用阿司匹林或其他非甾体类抗炎药的妇女。

他们认为阿司匹林或其他非甾体类抗炎药与流产似乎有关联，但是不能说服用这些药物导致流产。但是给女性的一般建议如下：

· 不推荐妊娠妇女常规使用阿司匹林。

· 准备怀孕的女性不应该服用阿司匹林。

高血压

但是，怀孕期间出现高血压是一种特殊病例，出现以下情况时在医生指导下服用阿司匹林可能是合适的：

· 宫内发育迟滞（IUGR）

· 先兆子痫

这两者都是由胎盘小动脉的病变所致。在第一种情况中，胎儿的生长发育受损，妊娠出现风险。第二种情况下，血压可能升高到危险的程度。它可能影响5%~8%的产妇。在英国，严重的病例每年导致多达10名孕妇和1 000个胎儿死亡。

有以下情况的孕妇有发生高血压的风险：

· 先前有过妊娠高血压病史

· 慢性肾脏疾病

· 自身免疫性疾病（如系统性红斑狼疮或抗心磷脂综合征）。

- 1型或2型糖尿病
- 慢性高血压

1998年《柳叶刀》杂志上发表了一项小剂量阿司匹林预防和治疗先兆子痫的随机对照研究——CLASP试验。

共有9 364名孕妇参与研究，其中74％的女性参与阿司匹林能否预防先兆子痫的研究；12％的女性参与阿司匹林能否预防宫内发育迟滞的研究，12％的女性参与治疗先兆子痫的研究；3％的女性参与治疗宫内发育迟滞的研究，她们被随机给予60毫克阿司匹林或安慰剂。

研究发现
- 阿司匹林可将先兆子痫降低12％。
- 阿司匹林对宫内发育迟滞和胎儿死亡没有显著影响。
- 一个显著趋势是，越提早分娩，先兆子痫的发生越少。
- 在阿司匹林组中胎盘出血没有显著增加。
- 生产后对输血的需求有轻微增加。

结论

他们认为，在试验中阿司匹林对胎儿和孕妇一般都是安全的，出血风险没有增加。但是他们也认为，没有必要向所有宫内发育迟滞或先兆子痫风险增加的妇女推荐小剂量阿司匹林以预防这些情况。对于那些先兆子痫的早期表现非常严重、需要提前很早分娩的女性，小剂量阿司匹林可能是合适的治疗药物。

与此同时，在2007年的一项对31个临床试验的荟萃分析，涵盖了32 217名孕妇和她们的32 819个婴儿。研究显示，服用阿司匹林或其他抗血小板药物的孕妇，发生先兆子痫、34周前早产和妊娠结果严重不良的风险降低了10%。

NICE指南

目前NICE指南推荐先兆子痫的高危孕妇需要在医生指导下每日服用75毫克阿司匹林，从妊娠12周直到胎儿出生。

妊娠妇女绝不能自行服用阿司匹林。

静脉

如果阿司匹林对动脉疾病有作用，那么它应该对静脉疾病也有用，这样认为似乎是合逻辑的。

但是动脉和静脉有很大的不同。静脉内有瓣膜存在。不仅如此，它们还是单向的瓣膜。它们的作用是，当心脏充盈以及血液循环没有受到心脏的向前推动时，阻止血液在心脏跳动间期向反方向流动。

静脉曲张

　　人与人之间每一段静脉中的瓣膜数量不同。如果你幸运地有较多瓣膜，那你就不大容易出现静脉曲张。这是因为每一个瓣膜都需要支撑它与下一个瓣膜之间的血量。如果你有很多瓣膜，那就意味着每个瓣膜支撑的血柱较短，血液的重量就不会过大。它就容易抵抗血液带来的压力。

　　另一方面，如果血柱太长太重，在每次心跳之间，瓣膜将会受压。它可能会关闭不全而出现血液向后渗漏。这样就会导致瓣膜周围肿胀，而最终整个静脉都会肿胀。也就是说静脉开始曲张。

　　静脉曲张可能出现在身体的各个部位，最常见的部位是下肢和直肠（这时被称作痔）。它们也可以出现在食管（人体中连接咽部和胃的部分），特别是当患有肝病和出现门脉高压时（酗酒者最常见）。

　　让许多患者失望的是，没有证据表明阿司匹林对静脉曲张有任何效果。

静脉里的血凝块

　　静脉血栓栓塞是指在下肢或盆腔静脉里有血凝块形成。血凝块能分解形成栓子，可以顺血流到达肺部，停留在肺血管中——带来潜在的灾难性后果。这就叫作肺栓塞。

· 深静脉血栓指的是在下肢静脉里形成的血栓，多发生于腓肠肌里的静脉。

- 破碎后漂浮在血液中的血凝块称作栓子。

- 肺动脉栓塞是指从深静脉血栓上脱落的血凝块或栓子嵌在肺血管里。

- 未经治疗的深静脉血栓患者中，约有20%会出现肺动脉栓塞。

- 在英国，每年有25 000人死于静脉血栓栓塞，比因乳腺癌、车祸和艾滋病死亡的人数的总和还要多。

- 血栓形成后综合征是指深静脉血栓发生后的病症。下肢可能因充满液体而肿胀，叫作水肿。下肢溃疡也可能出现。

魏尔萧的三要素

德国医生魏尔萧（1821-1902）是第一个推断出深静脉血栓和肺栓塞关系的人。他也系统阐述了更容易让血栓形成的三个要素：

- 静脉内膜的损伤。

- 静脉瘀滞：由于静止不动——这就是为什么在长时间静坐如长距离飞行时，应该采取措施预防深静脉血栓的原因。

- 凝血机制异常。

深静脉血栓的危险因素

- 既往有过血栓栓塞的病史。

- 导致血液高凝状态的疾病（让血液更浓更黏稠），如各种血液疾病和癌症（确诊的或未知的）。

- V因子Leiden突变。

- 心力衰竭。

- 年龄增长。

- 静止不动——由于中风、卧床状态和石膏固定。

- 血管创伤。

- 妊娠。

- 激素疗法，包括口服避孕药物。

- 脱水。

（注： 人群中大约有5％的人有Leiden基因，使得他们发生凝血块的风险增加了5倍。）

阿司匹林能预防深静脉血栓吗

一些研究显示服用阿司匹林对预防深静脉血栓发生有一定作用。但是最近的研究似乎并不支持这些早期的结果。

另外可以通过血液测试来判断是否存在Ｖ因子Leiden基因。除非血液开始出现血凝块，否则不需要治疗。

手术后的深静脉血栓

许多研究聚焦于阿司匹林预防手术后深静脉血栓的能力。1977年哈里斯等发表了一项研究。这是一项前瞻性双盲研究，内容是给40岁以上的髋关节置换术患者服用阿司匹林作为预防药物。他们每日服用600毫克阿司匹林两次。结果发现：

- 44名服用阿司匹林的患者中出现11例静脉血栓栓塞。
- 55名服用安慰剂的患者中出现23例静脉血栓栓塞。
- 阿司匹林对于男性有更好的保护作用。

接下来的许多关于术后深静脉血栓预防的研究都集中在接受全髋关节置换或全膝关节置换的患者，这两种患者都有明显的因静止不动而出现静脉血栓以及血管损伤的风险。

2007年一个专家工作组评估了预防住院患者患静脉血栓栓塞的各种方法并向英国首席医疗官提交了报告。他们不推荐常规使用阿司匹林作为住院或手术患者的预防药物。虽然在服用阿司匹林后观察到静脉血栓栓塞发生减少，但是国家临床指导中心认为这并不足以推荐阿司匹林作为静脉血栓栓塞的预防性药物。

结论

目前不推荐阿司匹林作为手术后深静脉血栓的预防性药物。尽管阿司匹林被发现能减少一些静脉血栓栓塞，但是专家们目前认为推荐使用它的证据是阿司匹林能否在长距离飞行中降低深静脉血栓的风险？

因为知道阿司匹林能减少动脉里的血凝块，似乎可以合理地推测，阿司匹林可能对减少长距离旅行相关的深静脉血栓有一定的作用。

2001年世界卫生组织（WHO）开展了旅行危害的世界卫生组织研究项目，其英文首字母正好是WRIGHT，让人回想起飞机旅行的创始人怀特兄弟。研究人员调查了很多因素，包括体形、位置、医疗因素及旅行时间等。2007年发表了第一阶段的研究结果。他们发现：

- 目前不推荐阿司匹林作为手术后深静脉血栓的预防性药物。尽管阿司匹林被发现能减少一些深静脉血栓栓塞，但是专家们目前认为推荐使用它的证据并不充分。
- 在预防深静脉血栓栓塞方面，抗凝血剂被发现更有效。

关于旅行的问题

这是一个很重要的问题，因为在发达国家长距离旅行已经成为正常生活的一部分。在飞机、汽车、火车上长时间坐着不动，同时由于座位对臀部和膝盖后面的肌肉的长时间压迫，已经被看成是深静脉血栓的危险因素。

有人认为机舱内气压下降可能以某种方式激发某些患者的凝血机制。但是最近对坐在减压舱（气压降低的密封舱以模拟飞机机舱压力）的健康志愿者的研究，并没有发现它能触发凝血机制。但是否在高风险患者中触发凝血机制目前还不得而知。

- 飞行超过4小时后，静脉血栓形成的风险增加一倍。
- 静脉血栓栓塞最常见的两个表现是深静脉血栓和肺动脉栓塞。
- 长距离旅行后静脉血栓栓塞风险增加并持续4周。
- 短期内多次长距离旅行也可增加静脉血栓栓塞风险。

我们仍然不知道阿司匹林是否能预防飞行或长距离旅行所

致的深静脉血栓。如果它有作用，那也是不太大的。如果用数字来说，估计需要用阿司匹林治疗17 000人中，才能够预防1人患深静脉血栓。

1/17 000这个数字与2002年发表在《Medspace General Medicine》上的一篇论文一致。该论文详解了阿司匹林降低深静脉血栓风险的潜在利益，把阿司匹林预防髋关节骨折患者深静脉血栓的数据应用于估算与旅行相关的深静脉血栓。与旅行相关的深静脉血栓发生率是每10万人发生20例。

总的来说，对于低危人群，在长距离旅行或飞行中，不推荐使用阿司匹林预防深静脉血栓。

但是这是一个很多人关注的问题。如果过于担忧，可以与医生讨论这个问题。一个可选择的方案是在长距离旅行当天及随后三天每日服用一次小剂量阿司匹林（75毫克）。

但是在服用任何药物之前首先需要咨询医生。

经济舱综合征

一位54岁的医生在1954年首次描述了长距离飞行与深静脉血栓的关系，他在长达14小时的飞行中发生了深静脉血栓。

本章小结

- 阿司匹林可有效治疗动脉性疾病，推荐外周动脉疾病的患者服用。尽管阿司匹林并不一定能治疗或预防外周动脉疾病，但是它可以降低患者发生更严重的与动脉相关的病症，如由于动脉阻塞所致的中风或心脏病发作。外周动脉疾病的患者发生心脏病发作或中风的风险较高，阿司匹林能显著减少他们发生这些严重疾病的风险。

- 不推荐孕妇使用阿司匹林。然而对于有发生先兆子痫或宫内发育迟滞风险的孕妇，它可能是一种合适的预防药物，但是只能在医生指导下使用。一些研究显示，阿司匹林可以使这些疾病风险程度高的孕妇发生早产或妊娠结果严重不良的风险降低约10%。

- 目前研究显示，阿司匹林不是静脉疾病的有效治疗药物。

- 它对静脉曲张无效。

- 它可以降低一些手术后的静脉血栓栓塞，但是有关专家认为推荐使用阿司匹林的证据还不充分。

- 在长途旅行或飞行中，不推荐低风险人群使用阿司匹林预防深静脉血栓：研究显示对于这种特殊疾病，阿司匹林的有效率是1/17 000。

阿司匹林与痴呆症

8

对于大多数人而言，最大的恐惧之一就是可能丧失思维能力，在逐渐走向痴呆症中结束人生。

痴呆症是指导致包括记忆力、注意力和判断力等在内的智力水平恶化的一组大脑疾病。患者没有意识障碍，有时伴随情感障碍和人格变化。病名来自于拉丁语demes，意思是"无感觉的"。

关于痴呆症的统计数据

- 全球约有3 500万人有一种或多种形式的痴呆症。
- 在英国约有2 500万人，约42%的人，知道有一位密友或有亲戚患有痴呆症。
- 每年约有16.3万个新发痴呆症病例。
- 痴呆症不是发达国家的疾病——60%的痴呆症病例出现

在发展中国家。

痴呆症的不同类型

现在人们已经知道有几种类型的痴呆症，如克雅氏病、柯尔萨科夫氏症候群、额颞痴呆和亨廷顿舞蹈病等，但是最常见的是：

- 阿尔茨海默病：最常见占痴呆症的60%~70%。
- 血管性痴呆：第二常见占20%。
- 路易体痴呆：约占10%，它具有阿尔茨海默病和帕金森氏病两者的特征。

阿尔茨海默病

这是一种大脑疾病，脑组织有明确的病理变化和化学改变。

- 阿尔茨海默病影响世界范围内超过1 500万人。
- 在英国阿尔茨海默病影响46.5万人。
- 年龄65岁以上的人群，发生阿尔茨海默病的风险每5年增加一倍。
- 在英国，65岁以下的阿尔茨海默病患者超过1.6万人。
- 目前没有治疗阿尔茨海默病的方法，但可以通过治疗延缓疾病的进程。
- 阿尔茨海默病是进行性的。

症状

    阿尔茨海默病患者早期可能只表现为有一点健忘。一般是先出现短期记忆丧失，因此患者常常忘记最近的事情，但是却可以相对清楚地回忆起儿时的事情。

    逐渐地记忆力减退开始加重，但是他们似乎能够通过虚构来回避它。这意味着要无中生有。实际上，他们似乎还擅长在鸡尾酒会上与人聊天，因为只需要了解别人的谈话内容和回答问题或讨论事情。

    然后他们的认知能力就开始退化。他们会出现计算困难，不会付账。他们会出现情绪波动，变得极度爱哭或爱发脾气。

并不是所有的健忘都是阿尔茨海默病

    这一点很重要。许多老年人出现健忘和认知思维能力的退化，这并不意味着他们患上了阿尔茨海默病。轻度认知损伤（MCI）并不是一种疾病，它是一些人衰老的表现。阿尔茨海默病则相反，是一种疾病而不是正常衰老。

    只有10%~15%的MCI患者会发展成阿尔茨海默病。

    如果某人出现了记忆力受损或认知困难，第一步应该是让医师进行精神状态的检查。如果需要，他们可以到专门进行记忆力研究的机构做进一步测试。

有时候会出现人格改变，显示出非先天性的、反社会的或甚至十分奇怪的行为。他们开始忽略自己，不知道什么是危险。他们可能会出现定向障碍，并开始在夜间游荡。

脑组织的改变

阿尔茨海默病的脑组织有几种物理变化。这些变化的净效应是降低了脑组织的功能。

在阿尔茨海默病患者脑组织中发现的显著特征是老人斑，这是由退化的脑细胞和 β 淀粉样蛋白组成的物质团块。

根据研究分析，β 淀粉样蛋白能启动一个恶性循环：这种物质的存在似乎能触发炎症反应，而炎症反应反过来又产生更多的 β 淀粉样蛋白。

其他改变包括出现神经纤维结节、脑萎缩和脑室（脑脊液腔）不断增大。

阿司匹林对阿尔茨海默病有用吗

科学家已经发现，COX-2酶的水平在阿尔茨海默病患者脑组织的部分区域上升。尽管还不是结论性的，但是这可能提示前列腺素在阿尔茨海默病的 β 淀粉样蛋白产生和老人斑形成中起一定的作用。

这当然是阿司匹林降低这种疾病风险的作用机制之一，因为阿司匹林可以阻断COX-2酶的功能。

血管性痴呆

这是由于脑组织血供障碍造成的痴呆症，有以下几种类型，包括：

- 单次梗死性痴呆——损害来自于单次的中风。
- 多次梗死性痴呆——损害来自于一系列的小中风。
- 小血管病性痴呆——由于脑组织深部的许多小血管出现损伤所致。

疾病表现类似于阿尔茨海默病或更不明显。体征可能更明显一些，因为脑组织中与肢体功能相关的区域可能受到影响。

阿司匹林如何治疗痴呆症

从我们刚才的讨论可以知道，阿司匹林可能通过多种方式减少发生阿尔茨海默病和血管性痴呆的风险。

- 在β淀粉样蛋白产生以及可能与阿尔茨海默病相关的恶性循环中，前列腺素可能起着某种作用；而通过阻断COX-2酶，阿司匹林可减少前列腺素的产生。
- 炎症可能以一种还未确定的方式参与了阿尔茨海默病的发生，通过阻断COX-2，阿司匹林能减轻全身性炎症。
- 通过减少低风险房颤患者发生血栓形成的风险，阿司匹林可减少某些类型血管性痴呆的风险。

1996年，有人对9个国家的17个研究进行了文献回顾。这些研究探讨是否抗炎药物对阿尔茨海默病有保护性作用。这些作用与阿尔茨海默病发病率下降相关。这一作用的前提条件是：阿尔茨海默病是脑组织的一种炎症，或与炎症有某种方式的联系。

研究发现，尽管许多试验都是小样本的，但是有充分的证据表明抗炎药物（如非甾体类抗炎药，阿司匹林是其中一种）可能对预防阿尔茨海默病有保护作用。

卡什郡的研究

1995年至1996年，美国卡什郡对年龄在65岁及以上的患者进行了痴呆症证据以及他们使用包括阿司匹林在内的非甾体类抗炎药和其他药物的评估。3年后研究者得到了进一步的医学资料并发现：

- 3 227名还活着的患者中有104人患有阿尔茨海默病。
- 在服用过非甾体类抗炎药的人群中，阿尔茨海默病的发病率大幅度降低。
- 服用时间越长，发病率降低越多。
- 服用阿司匹林的效果与之相似。

这项研究发表于2002年，结论是长期使用非甾体类抗炎药和阿司匹林能降低阿尔茨海默病的发病率，前提是要在痴呆症出现早期开始服用。

女性认知健康研究

这是一项阴性结果的大型研究，发表于2007年。试验为期10年，对象是6 377名女性，内容是阿司匹林对她们认知功能的影响。患者随机分组——一半人服用小剂量阿司匹林（100毫克），另一半人服用安慰剂。两组间的认知功能没有显著性差异。研究者认为服用阿司匹林没有明显的效果。

美国退伍军人研究

这项研究发表于2008年，以评价服用5年或以上的非甾体类抗炎药是否能减少阿尔茨海默病的发病率。

- 通过美国退伍军人事务健康关爱系统招募了49 349名阿尔茨海默病患者。
- 确定了196 850个正常对照。
- 研究人员调查了两组长期使用非甾体类抗炎药的情况。
- 使用非甾体类抗炎药的人群降低了发生阿尔茨海默病的风险。
- 布洛芬似乎是最有效的药物。

研究者认为长期使用抗炎药物是对阿尔茨海默病有保护作用的，布洛芬似乎特别有效。

6 项汇集队列研究

这项研究同样发表于2008年，来自于约翰·霍普金斯·布隆伯格公共健康学院和全美各地的研究者的研究结果。他们收集了6个前瞻性研究的资料，以研究在使用各种抗炎药物的人群中发生阿尔茨海默病的风险。

先前的研究者认为的一个亚类，称作SALAs的药物（如双氯芬酸钠和布洛芬）比其他类的药物更有效。SALAs通过选择

性降低 β 淀粉样蛋白的水平起作用，而已经在阿尔茨海默病患者的脑组织中发现了 β 淀粉样蛋白。

- 研究人员分析了没有阿尔茨海默病的13 499个参与者的资料。
- 在研究过程中820人发展成阿尔茨海默病。
- 非甾体类抗炎药把发生这种疾病的风险降低了23%。
- 各种非甾体类抗炎药的作用之间没有显著差异。SALAs并不比包括阿司匹林在内的其他药物更有效。
- 阿司匹林同样能将疾病风险降低23%。

结论

阿司匹林与其他药物一样，可有效降低阿尔茨海默病的发病风险达23%。

本章小结

研究显示阿尔茨海默病是一种炎症性疾病，因此使用阿司匹林这种抗炎药物可有效治疗这种疾病。但是各种临床试验的结果不一致。有些是阳性结果，显示阿司匹林和其他非甾体类抗炎药有保护作用，而另外一些则显示无效。

虽然阴性结果阻碍了得出肯定性结论，但是对于那些担心自己罹患阿尔茨海默病的人士而言，还是有足够性证据支持讨论在没有禁忌证的情况下，阿司匹林是否是一种有效的治疗药物。毕竟在本章所讲的各项研究中，有4项显示阿司匹林能降低发生阿尔茨海默病的风险。1项研究显示阿司匹林能将这一风险减少23%。

但是需要注意：要取得任何效果，必须长期服用阿司匹林，可能需要至少5年，而且要在痴呆症出现之前开始服用。

阿司匹林在预防血管性痴呆方面也有一定的作用，这是仅次于阿尔茨海默病之后最常见的痴呆症。血管性痴呆主要由脑组织发生中风所致。由于预防中风可以减少发生血管性痴呆的风险，而我们已经知道阿司匹林可以有效预防中风，它也可以预防血管性痴呆的发生，但主要对那些发生心脏病发作或中风的风险较高的人群有效。

9

阿司匹林与癌症

　　癌症并不是一种疾病的名称，而是一组疾病的统称。现在已经发现了200多种癌症，每一种都是根据其细胞来源而命名的。

　　从根本上说，癌症的发生是因为细胞不会死亡而且生长和复制失去控制，变得与身体其他部位不同。

关于癌症的统计资料

- **每3个人中就有1人在他生命的某个阶段出现癌症。**
- **4种癌症——乳腺癌、肠癌、肺癌和前列腺癌占新发癌症病例的54%。**
- **64%的新发癌症病例发生于65岁及以上人群。**
- **在0~14岁儿童中，癌症的发病率不到1%。**
- **尽管在男性中很罕见，乳腺癌却是英国最常见的癌症**

之一。

· **世界范围内，最常见的癌症死因是肺癌、胃癌和肝癌。**

· 原发灶不明的癌症占新发癌症病例的4%——诊断发现是晚期癌症，而当时不清楚其原发灶及类型。

· 全世界估计每年约有1 270万新确诊的癌症病例。

· 全世界每年约有70万人死于癌症。

正常的生长和修复

正常成人身体有25万亿~100万亿个细胞。这些细胞是人体的基本组成结构。一群群的细胞形成不同类型的组织，各种组织组成了人体的各个器官。

在人的一生中，组织和器官发生了令人惊讶的不断地程序性生长和修复。这包括各个组织的细胞生长，在规定时间内完成它们的基本功能，然后死亡。当细胞衰老或受损后，它们就会死亡，由新长出的细胞替代它们的位置。

这一过程协调得非常完美。多数细胞以非常有序可控的方式发生程序性分裂，这样新细胞就可以替代死亡和被清除的细胞。

肿瘤形成

如果细胞的正常生长和修复循环被打破，就会有一些细胞不会死亡，继续生长分化形成一个不正常的细胞团。细胞团进而形成一个肿块，称作肿瘤。这能够在身体的任何部位发生。

肿瘤长大后会压迫周围的组织或器官而造成问题。结果是它会影响神经系统、消化系统、循环系统或呼吸系统的功能。一些肿瘤甚至会产生激素，对身体造成有害的和破坏性的影响。

淋巴系统

淋巴系统是由全身的淋巴结和连接它们的非常微小的淋巴管组成的系统。其作用是运送含有白细胞的淋巴液到所有组织，而不是像血液循环一样运送血液。扁桃体、腺样体、胸腺和脾脏都是淋巴器官，一起组成人体的免疫系统的主要部分。

有两种类型的肿瘤：

良性肿瘤——它们只会在一个地方生长，不产生任何激素，只会对周围组织造成压迫而致病。

恶性肿瘤——它们的细胞具有通过血液和淋巴系统向身体其他部位转移的能力。通常把恶性肿瘤称作癌症。

癌症的扩散

恶性肿瘤之所以危险是因为它们能扩散。器官自身改变形成的肿瘤称之为原发性肿瘤。

· 如果癌症细胞扩散到身体其他部位，这一过程叫作转移。

- 转移也指从原发肿瘤扩散而来的细胞形成的肿瘤灶。也就是说，如果转移灶是继发的肿瘤，那就是原发肿瘤发生了转移。
- 如果有多个继发性肿瘤，这种情况就叫转移癌，意味着存在原发灶和多个继发肿瘤。

癌症转移的两个过程

- 侵袭是指癌细胞从原发瘤逃逸，并长入周围组织（局部侵袭），然后通过血液或淋巴系统扩散到身体其他部位。随后它们开始通过不断分裂而开始生长。这样就进一步摧毁它们侵害的组织。
- 血管形成癌细胞能刺激血管生长，这样它们就能形成自己的血供系统，为它们的生长提供所需的营养。

转移可以发生在不同的组织。不同的癌症有不同的转移倾向。例如，肺癌、乳腺癌、甲状腺癌、前列腺癌和肾癌都可以转移到骨组织；胃肠癌、胰腺癌会转移到肝脏；结肠癌、肾癌和恶性黑色素瘤（皮肤癌）可以转移到脑部。

癌症的症状

癌症的症状千变万化，以下是可能的表现：

- 如果原发性肿瘤改变了所在部位的组织结构，或压迫某个脏器而影响其功能，就会出现相关的症状。例如结肠癌会导致患者排便习惯的改变；肺癌会引起持续性的咳嗽；子宫癌会导致经期外的阴道出血。

· 与转移灶有关的症状。例如，发生在骨组织上的转移灶会造成剧烈疼痛；脑组织的转移癌会带来精神和认知改变。

· 与由癌症触发的炎症反应有关的表现。血液检查时常会显示有炎症存在。

· 出现与不正常的激素分泌有关的表现，因此激素紊乱可能是潜在恶性肿瘤的第一个表现。

· 由疾病恶化所致的代谢改变。这会导致患者一般的能量水平下降，会觉得反胃，一般情况下，患者会发热和体重减轻。

癌症的病因

很多物质似乎都有让正常细胞癌变的潜能。能够导致细胞内DNA变化的事物都可能导致其变成癌细胞。癌细胞不会死亡，能够持续分裂形成有自主功能的新细胞，但是不能为人体提供任何有用的帮助。

致癌物

有些化合物似乎对细胞有直接的毒性，可导致细胞DNA的损伤。

也就是说，不是所有化合物都能导致DNA损伤，而是通过目前还不明了的方式诱导基因突变而致癌。现在知道的方式之一是导致细胞分裂加速，这时发生基因突变的可能性增高。

已知的一些致癌物包括：

- 烟草制品和烟雾
- 核辐射
- 太阳辐射
- 砷
- 铍
- 石棉
- 镉
- 多种有机染料和化合物

基因

在细胞分裂的过程中有4种基因起主要作用。这似乎是癌变过程中的关键部分之一。

如果这些基因受到阻碍，它们就不能在正常的生长和损伤修复中发挥作用，癌症就会发生。

- 原癌基因——这些基因控制细胞应该在什么时候分裂，如果这一功能因基因突变而受阻，细胞分裂就变得不受控制和不协调，与身体其他部位明显不同。
- 肿瘤抑制基因——有时被称作抗癌基因，它们指导细胞在什么时候停止分裂。当这一基因发生突变受损，细胞将会持续分裂，肿瘤就有可能形成。
- 自杀基因——指示细胞应该在什么时候死亡。当细胞出现DNA损伤而需要肌体清除它的时候，自杀基因就被激活。

这种细胞死亡的过程称作凋亡。如果这一基因功能受损，细胞将不会自杀而会持续存活。

- DNA修复基因——这些基因指导细胞开启受损DNA的修复。如果基因不能工作，细胞就不能修复出现的突变，而且会一直通过进一步细胞分裂而复制这一突变。

家族史

这就是个人从父母亲获得的遗传物质带来的问题。一些基因有时候开启，另一些时候又关闭，因此让某些个体更易发生癌症。

肠癌就是一种可能有家族倾向的疾病。可以通过检测一些基因来判断有无这种倾向。例如：

- 家族性腺瘤样息肉病——这是一种罕见疾病，约占肠癌的1%。
- Lynch综合征或遗传性非息肉病性结直肠癌——一种有三个修复基因突变的遗传性疾病，一般占肠癌的2%~5%。它也与发生小肠、肝、膀胱、卵巢、子宫和脑组织癌症的高风险相关。

非特异性炎症

炎症在癌症中的作用受到越来越多的关注。如同我们在本书前面章节中了解的一样，前列腺素参与炎症过程。而且有越来越多的证据显示它们参与了结肠息肉（肿瘤）的形成。我们将在下一个章节讨论这个问题。

慢病毒

已经发现有几种病毒与某些癌症的发生相关。

病毒由DNA或RNA链组成，通常被一层蛋白包裹。病毒没有独立生存的能力，但是可以夺取它们所入侵细胞的DNA，再利用它们进行病毒复制。人体能逐步克服这一过程，但是一些病毒DNA或RNA可以整合在宿主细胞的核内，导致细胞具有发生突变的倾向。

与癌症相关的病毒有：

- HPV——人乳头瘤病毒，与宫颈癌相关。
- EB病毒——与一些儿童癌症相关，如Burkitt淋巴瘤、霍奇金氏病、移植后淋巴瘤和鼻咽癌。
- 乙肝病毒和丙肝病毒与肝癌相关。

注：DNA和RNA都是核酸。DNA（脱氧核糖核酸）是包含有遗传信息的双链核酸，在每个活器官的单个细胞中都存在，决定着细胞的形成和功能。RNA是一种单链核酸，作用是在细胞内传递信息。

癌症的分类

对癌症进行分类很重要，有助于选择最合适的治疗方案。以下是主要的癌症类别：

- 鳞状细胞癌——来源于上皮细胞，也就是内脏的内膜细胞和皮肤的恶性肿瘤。
- 肉瘤——来自于结缔组织细胞，如骨组织、软骨、肌肉、脂肪和纤维组织的恶性肿瘤。
- 淋巴瘤和骨髓瘤——来源于免疫系统的淋巴组织的恶性肿瘤。
- 白血病——是血液系统和造血组织的恶性肿瘤。虽没有肿块形成，但是各种血细胞的产生出现异常。脾脏、肝脏以及全身的淋巴结可能受到影响。
- 中枢神经系统——来源于脑组织或脊髓细胞的恶性肿瘤。

癌症的分级

癌症的分级至关重要，因为这决定着如何选择对患者个人最适合的癌症治疗方案。癌症越早确诊越好。已经发生转移（扩散到身体其他部位）的癌症更难治疗。

疑似癌症患者需要一整套全身特殊检查，包括血液检查、X线检查、超声扫描、CT和MRI检查。可能还需要选择各种内窥镜的检查，即用光纤导管插入人体以获得图像诊断同时也可以有助于对病变组织进行活检。

通过对活检获取的组织进行显微镜下的细胞学检查可以对癌症做出确诊。

癌症的分级系统

主要有两个系统用于癌症分级。

TNM系统

TNM代表肿瘤（Tumour）、淋巴结（Nodes）和转移（Metastasis）。每一个指标都可以评分，这样医生就可以描述原发肿瘤的大小，是否有淋巴结转移，以及是否转移到身体其他部位。这一系统主要用于乳腺癌、肺癌和结肠癌。

结肠癌也可用Duke系统分级，其中用A、B、C、D表示癌症扩散的距离。A级表示癌症只侵犯肠管的最里层。B级和C级表示癌症已经扩散到更深的、但手术可以治疗的部位。D级是指癌症已经扩散到身体其他部位，如肝脏和肺部。

用于某些类型的肿瘤。通常有4级评分，从1到4，4级表示最严重。子宫癌、肝癌和淋巴瘤用这一分级系统。

癌症的治疗

主要取决于癌症的类型和分期，以及年龄、个体的一般情况等。通常有一个主要的治疗方法，辅以1~2项的其他治疗。治疗目的可以是治愈癌症或姑息治疗（只减轻疼痛而不处理病因）。

治疗方法包括：

- 手术——切除原发肿瘤或改善身体某部分的功能。一般而言，如果没有转移，这是优先选择的治疗方案。
- 放疗——用聚焦的高能量射线对肿瘤进行照射，以杀死癌症细胞。它可以与化疗联用治疗一些癌症，如某些类型的乳腺癌。

- 化疗——用强有力的药物干预癌症细胞的代谢，导致它们死亡或自杀。
- 其他治疗——某些激素依赖的癌症可以使用激素疗法。刺激免疫系统的免疫疗法可能有一些作用。在将来，基因治疗可能很有希望作为治疗癌症的最佳疗法。

预防癌症的一般措施

研究认为，约有1/3的癌症可以通过改变生活方式来预防。

烟草

这是世界范围内最主要的可预防致癌因素。

- 它占所有肺癌死因的80%~90%。
- 在发展中国家，它占所有癌症死因的30%。
- 世界卫生组织（WHO）在2003年5月通过了《世界卫生组织烟草控制框架公约》，以减少癌症死亡率。已经有168个国家签署了这一公约，在172个国家有法律效力。它对烟草使用进行了限制。这可能是有史以来最重要的公共健康措施之一。

饮食

良好的均衡饮食对于保持健康是必需的。

- 肥胖与食管癌、结肠癌、乳腺癌、子宫内膜癌和肾癌等疾病相关。

- 水果和蔬菜充足的饮食对很多癌症具有保护作用。
- 多食红肉可能与结肠癌相关。

锻炼

众所周知，锻炼有益于身体健康。

- 锻炼有益于心肺功能和健康，这样就对身体具有保护作用。
- 规律的锻炼可能会帮助个体避免肥胖。

感染

已经知道，某些微生物的感染可能引发癌症。需要采取措施预防这些感染发生。

- B型肝炎病毒（乙肝病毒）和C型肝炎病毒（丙肝病毒）与肝癌相关。
- 人乳头瘤病毒与宫颈癌相关。
- 幽门螺旋杆菌与胃癌的高风险相关。这种微生物也与胃溃疡和其他胃部疾病相关。可以通过血液检查或呼气试验来检测幽门螺旋杆菌。
- 在一些国家，血吸虫病与膀胱癌相关。血吸虫病是一种寄生虫感染，在热带地区很常见。任何到过热带地区的人都要考虑这种疾病。

阳光辐射

许多文献证明，过多暴晒可诱发所有的皮肤癌。在有阳光照射的地方使用防晒霜是明智的选择。

职业风险

　　某些职业与癌症风险增加有关。

- 1981年，多尔和佩托向美国国会提交报告，认为约4%的癌症与职业因素相关。
- 石棉是最主要的工业致癌物。
- 诊断和证实一个职业因素极为困难。

阿司匹林与癌症预防

　　各种层面的研究都显示，阿司匹林在预防某些癌症方面起一定作用。

动物实验

　　COX-2酶一直被认为是癌症预防的一个潜在靶点，研究结果如下：

- 在癌前组织和癌症组织中，COX-2酶的水平升高。
- 经繁殖后有COX-2缺陷的实验动物，肿瘤的形成和生长减少。
- 使用选择性COX-2抑制剂处理的实验动物，肿瘤形成和生长速度减慢。

　　在20世纪70年代中期，研究人员发现，在结肠和直肠的恶性肿瘤中前列腺素E2水平升高。而前列腺素E2已经被确认是与炎症相关的主要前列腺素的一种。

　　这个发现掀起了一阵关于NSAIDs（非甾体类抗炎药物，如阿司匹林和布洛芬）减少或抑制肿瘤的研究浪潮，这些肿瘤是由化学药物在大鼠和小鼠中诱导出来的。

这些动物实验研究证明，阿司匹林和其他NSAIDs对大鼠和小鼠发生实验诱导的恶性肿瘤具有抑制作用。

细胞水平的研究

1998年，多个研究中心的研究人员研究了COX-1和COX-2的作用，推测阿司匹林通过两种方式减少癌症风险。

- 抑制COX-2——防止癌症细胞形成新的血管。这意味着肿瘤不能建立起自己的血供体系，不能"喂养"自己。
- 抑制COX-1——这可能对血管的内皮细胞有一定的作用，抑制血管长入肿瘤之中，也就意味着肿瘤将缺乏它生长所需的营养，因为它缺乏充足的血液供应。

在人体的观察研究

在一般人群的研究中发现，与不服用阿司匹林的人相比，规律服用阿司匹林的人，发生肠道腺瘤型息肉、结肠癌和死于

腺瘤和腺癌

腺瘤是腺体组织的肿瘤，可以发生在所有的器官。

腺瘤又称作腺瘤型息肉，这是一种良性肿瘤。

腺癌是来源其器官中腺体组织的恶性肿瘤。如果一个词语的后面部分是"癌"，那就意味着这是一种癌症，而且是恶性的。

结肠癌的概率都下降了。

事实上，所有的试验都表明，长期使用非甾体炎抗炎药能将发生肠道腺瘤型息肉、结肠癌和死于结肠癌的概率减少30%~50%。这些结果强烈支持这一假说：阿司匹林和非甾体类抗炎药能减少一般人群发生结肠癌的风险或延缓其癌症的进展。

值得注意的是，观察研究显示，要想减少癌症风险，至少需要连续服用阿司匹林5年。

阿司匹林与死于癌症的长期风险

在2010年末和2011年初，《柳叶刀》杂志刊载了两篇重要研究论文。

第一篇是关于阿司匹林的5年随机对照试验。研究证实，每日服用阿司匹林75~300毫克，可以将死于结肠癌的风险减少1/3。我们会在关于结肠癌的章节中详细分析这一点。

第二篇是对总共包括25 570名患者的8项研究的分析，这些研究的原先目的都是为了判断小剂量阿司匹林对心血管疾病的保护作用。

临床试验

在第二篇文章中所分析的临床试验包括：

· 英国医生阿司匹林试验（BDAT）

· 英国短暂性脑缺血发作试验（UK-TIA）

- 糖尿病眼病早期治疗研究（ETDRS）
- 瑞典心绞痛阿司匹林试验（SAPAT）
- 血栓形成预防试验（TPT）
- 日本阿司匹林糖尿病患者动脉硬化一级预防试验（JPAD）
- 动脉疾病和糖尿病进展预防试验（POPADAD）
- 阿司匹林治疗无症状动脉硬化试验（AAA）

其中有3项试验在结束后仍然继续收集受试者死于癌症的数据资料，来源是国家死亡证明和癌症登记系统。它们是血栓形成预防试验（TPT）、英国医生阿司匹林试验（BDAT）和英国短暂性脑缺血发作试验（UK–TIA）。

还需进一步研究的问题
- 阿司匹林对胃癌、胰腺癌和脑癌的作用还很难判断，因为病例数不足难以做出清晰的统计学分析。
- 对血液系统恶性肿瘤（血癌）无效。
- 由于女性受试者人数太少，因此阿司匹林对乳腺癌或妇科癌症的效应还无法明确。

癌变的类型似乎很关键
组成组织的任何细胞都可能发生癌变。
- 鳞状细胞癌是来源于鳞状上皮细胞的恶性肿瘤。这些扁平的、如砖砌路面样排列的细胞覆盖于管状或中空器官的内

部，如肾脏、肺或膀胱，以及皮肤、口腔、食管和嘴唇的
表面。

· 腺癌是来源于各种管腔或器官的腺体或腺样细胞的恶性肿
瘤。

有一些癌症只会是鳞状细胞癌或腺癌中的一种，而食管癌
和肺癌可以有两种类型。

在这项研究中，阿司匹林仅仅对减少腺癌所致死亡有效，
而对鳞状细胞癌等其他癌症无效。这在治疗肺癌和食管癌时尤
其值得注意，且与其他以腺癌为主的癌变，如胃癌、小肠癌、
结肠癌、直肠癌、胰腺癌、乳腺癌、卵巢癌和前列腺癌相关。

结果分析

- 直到连续服用阿司匹林5年之后，才能够显示出它对某些癌症的预防作用。
- 服用阿司匹林5年后，总体的癌症死亡率下降34%。
- 服用阿司匹林5年后，胃肠癌死亡率下降54%。
- 10年后，发生胃癌和结直肠癌的风险下降。
- 在随访的第一个10年内，阿司匹林减少了原发性脑肿瘤所致的死亡。
- 15年后，患前列腺癌的风险下降。
- 阿司匹林的效果与剂量、性别和是否吸烟无关。
- 保护效应随年龄增长——服用时间越长效果越好，直到服用20~25年。

服用阿司匹林20年后死亡率下降情况

- 在20年期间，总的癌症死亡风险减少20%。
- 前列腺癌减少10%。
- 肺癌减少30%（只在非吸烟人群中更常见的腺癌是如此）。
- 结直肠癌减少40%。
- 食管癌（腺癌）60%。

本章小结

- 长期服用阿司匹林可以降低某些癌症的总体发病风险，包括结肠癌、直肠癌、胃癌、肠癌、肺癌、食管癌、前列腺癌和脑癌。
- 服用5年后效果变得明显。
- 对减少某些类型的癌症风险更加有效，尤其是胃肠道癌症，死亡率可以减少54%。
- 服用阿司匹林5年后，总体的癌症死亡率减少34%。
- 这种效应与阿司匹林的剂量无关——75毫克似乎足以产生这种效果。
- 使用时间越长，风险降低的程度越大：服用20~25年可以达到最大保护效果。在此之后，出血的风险将增加。
- 阿司匹林在患者40～50岁期间开始发挥最大的效用。

结直肠癌

10

结直肠癌是指侵犯大肠（结肠）和直肠（大肠最后几英寸的部位）的恶性肿瘤。

结肠——不只是一根管道

结肠（colon）一词来源于希腊单词kolon，这个词由希腊哲学家和解剖学家亚里士多德在公元前4世纪首先使用。

结肠是一根粗大的连接小肠和直肠的肌性管腔，长度达到5英尺（约1.5米），在腹部经过一系列弯转延伸后与直肠相接。

结肠的功能有：

- 从经过小肠部分消化的食物中吸收水分、矿物质和盐。每天有约1.2升水进入结肠，只有约200毫升水到达直肠，剩余部分都被结肠重吸收了。

- 通过肌肉收缩将食物残渣顺着结肠运送到直肠，这种肌肉收缩每天会发生数次。
- 通过结肠内大量的肠道微生物来帮助分解和消化食物。

直肠——不仅是一根直管

事实上，与其名字不一样，直肠（rectum）一点也不直。这个名字来自于拉丁文rectus，意思是"直的"。它是由医生和解剖学家盖伦在公元1世纪命名的。因为解剖动物后盖伦发现这段肠管是直的。

直肠是一个大约15厘米的肌性管道，它正好在骨盆上方与乙状结肠（结肠的一部分，是储存大便的场所）相连，然后在骨盆里下行止于肛门。它有三个弯曲，功能是储存食物残渣和废气。直肠扩张能力强大，因此它能够容纳相当量的废物，直到人体将其排泄掉。

结直肠癌

癌症能侵犯人体任何部位，但是某些部位发生癌症的概率更高。小肠很少发生癌症，但结直肠癌相对常见。

根据英国癌症研究中心的数据：

- 发达国家的结直肠癌比发展中国家更多见。
- 全世界每年约有100万新发病例。
- 全世界每年约有60万因结直肠癌死亡的病例。

- 在英国每天约确诊106例结直肠癌。

- 在英国，结直肠癌是仅次于乳腺癌和肺癌的第三大恶性肿瘤。

- 2007年，英国共登记有38 608例结直肠癌患者，2/3在结肠（24 274例）发病，1/3在直肠（14 334例）。

- 发生于末端结肠和直肠的癌症比近端的更为常见。

- 大多数结直肠癌是由腺瘤型息肉发展而来。

- 结直肠癌与年龄密切相关：约84%的患者年龄在65岁以上。

- 一生中发生结直肠癌的风险是：男性为1/16，女性为1/20。

结直肠癌的风险因素

- 年龄增加。

- 阳性家族史。

- 基因易感人群。

  ○ 家族性腺瘤型息肉——APC基因——这是一种罕见的疾病，约占肠癌的1%。

  ○ Lynch综合征或称为遗传性非息肉型结肠癌。

- 炎症性肠病——溃疡性结肠炎和Crohn's病。

- 肥胖。
- 生活方式——吸烟，缺乏运动，不良饮食习惯，过度饮酒等。

保护性因素
- 女性的激素替代疗法。
- 富含水果和蔬菜的饮食。
- 严格限制红肉的饮食。
- 长期使用阿司匹林或非甾体类抗炎药。

注：近端意味着最靠近起点，因此近端结肠是指与结肠起始部位最接近的部位，也就是最靠近小肠的那一部分结肠。远端意味着离起点最远，因此远端结肠就是指降结肠和直肠。

阿司匹林与结直肠癌

关于阿司匹林是否对结直肠癌有保护作用，已经有了几项研究。最鼓舞人心的是，有强烈的迹象表明，阿司匹林对结直肠癌的一级预防和二级预防均有作用。那么到目前为止有些什么研究结果呢？

一级预防

实验室研究和流行病学调查已经表明，阿司匹林和其他非甾体类抗炎药对大肠癌具有抗肿瘤作用。一批研究者为证实这一点进行了临床试验，研究结果发表于2003年的《新英格兰医学》杂志上。

他们开展了一项随机双盲的对照试验，以观察阿司匹林预防腺瘤型息肉的效果。腺瘤型息肉是一种良性肿瘤，预防它的发生之所以重要，是因为大多数结直肠癌是由腺瘤型息肉发展而来。

腺瘤型息肉可以随时演变为腺癌（恶性肿瘤），我们不知道它何时发生。在一些人中，它可能永远不会发生恶变，而在另一些人中，它可能迅速恶变。因此为了预防息肉恶性病变，就需要切除。如果息肉是恶性的，患者就需要进行癌症的相关治疗；如果不是恶性的，患者只需要进行随访观察，以确保不会发生其他的息肉。

1 121名患者参与试验，他们都在先前发现过肠道息肉。他们随机被给予：安慰剂，小剂量阿司匹林——（81毫克）和标准剂量阿司匹林（325毫克）。三年后进行结肠镜检查随访。研究者发现，出现一个或多个腺瘤的概率是：安慰剂组为47%；小剂量阿司匹林组为38%；标准剂量阿司匹林组为45%。

他们认为小剂量阿司匹林对预防结肠的腺瘤型息肉具有中等效应。

二级预防

阿司匹林是否能够预防经过治疗的结直肠癌患者形成腺瘤型息肉？这就有了另一项研究，因为这是一个最重要的问题。研究人员进行了一项随机双盲的试验，以了解阿司匹林对腺瘤型息肉发生率的影响。

- 635名经过确诊和治疗的结直肠癌患者参与了临床试验。
- 他们被随机分组，分别每日给予安慰剂或325毫克阿司匹林。
- 因为在中期分析时就发现了显著的统计学差异，试验提前结束。
- 他们发现，形成一个或多个腺瘤型息肉的概率是：阿司匹林组为17%，安慰剂组为27%。
- 他们还发现，阿司匹林组的患者需要更长时间才会形成腺瘤型息肉。

结论：每日服用阿司匹林与结直肠癌患者再次出现腺瘤型息肉的概率相关并呈显著下降趋势。

长期研究

尽管有一些研究才进行了短短几年的时间，但是结果却令人惊讶。现在只需要等待经过更长的时间会发生什么了。

有两项关于阿司匹林预防心血管疾病的大型研究结束后，

又对参试者进行了几年的随访追踪。对英国医生阿司匹林试验
（BDAT）和英国短暂性脑缺血发作试验（UK-TIA）的参试者
进行随访的结果显示：每日高剂量（500毫克或以上）阿司匹
林服用5年以上，在经过大约10年的反应时间后，可减少结直
肠癌的发病率。换句话说，就是大约需要10年的时间效果才会
明显。

关于剂量的问题

到底需要多大剂量的阿司匹林才会对患者起效？这个问题
尤其重要，因为我们都知道发生大出血的风险（阿司匹林可能
的副作用之一）与阿司匹林的剂量相关。剂量越大，出血的可
能性也越大。

因此我们需要知道阿司匹林可以发挥作用的最小剂量。
另外还需要了解的是，是否阿司匹林的保护作用是与剂量相关
的。是否剂量越大效果越好呢？

大型分析

2010年10月，《柳叶刀》杂志发表了罗斯威尔教授及其同
事的一篇重要研究论文。题目是："阿司匹林对结直肠癌发病
率和死亡率的长期作用：对5项随机试验的20年随访观察"。

关于阿司匹林对心血管疾病的一级预防和二级预防，有4个
大规模的随机的安慰剂对照试验和1个关于阿司匹林不同剂量的
试验，罗斯威尔教授及其同事对这些试验进行了随访观察。他

们的目的是，了解阿司匹林是否能在5年的试验期间以及20年的随访期内，减少结直肠癌的发病率。

他们分析了全部5项试验的合并数据，得到了自己的结论。

- 14 033名患者中，有391人（2.8%）在20年随访中发生了结直肠癌。
- 阿司匹林组中，20年后发生结肠癌的风险降低，而直肠癌的风险没有降低。
- 关于癌症的发生部位，阿司匹林减少了近段结肠癌而不是远端结肠癌的发病风险。
- 服用阿司匹林5年以上，近端结肠癌的发病风险降低70%，直肠癌的发病风险也降低了。
- 剂量超过每日75毫克时没有益处。
- 阿司匹林剂量仅为每日30毫克时，有发生致命性结直肠癌的风险（在荷兰短暂性脑缺血发作试验中也发现了这一点）。

  结论：每日服用75毫克阿司匹林5年以上，可显著降低发生结直肠癌的风险。

注：一级预防为血栓预防试验（TPT），英国医生阿司匹林试验（BDAT）；二级预防为英国短暂脑缺血发作试验（UK-TIA），瑞典小剂量阿司匹林试验；不同剂量试验为荷兰短暂脑缺血发作阿司匹林治疗试验。

本章小结

本章中提到的2010年阿司匹林研究是一项非常重要的科学研究。它表明长期服用小剂量阿司匹林，可以减少患者发生结直肠癌的风险——对于某些类型的结直肠癌而言，风险降低可达70%。

它还提供了一种预防近端结肠癌的方法。近端结肠癌很难诊断，因为通过乙状结肠镜或结肠镜都很难发现它，而远端结肠癌则容易发现。这一点意义重大，因为癌症难于诊断，不能及时被发现，后来的治疗效果也会很差。在第一时间预防癌症的发生当然是优先选择，阿司匹林就给我们提供了这样的一种选择。

服用阿司匹林还可以减少腺瘤型息肉的发生，而它可以导致结直肠癌。阿司匹林对腺瘤型息肉的一级预防具有中等作用，而对结直肠癌患者发生腺瘤型息肉的二级预防作用显著。

因此本人认为，任何有发生结直肠癌风险的人士——与往常一样，只要没有禁忌证——应该与他们的医生讨论是否需要每日规则服用小剂量阿司匹林。

同样地，对于任何50岁以上的人士，如果没有禁忌证，也应该和他们的医生讨论是否需要每日服用小剂量阿司匹林作为结直肠癌的预防措施。

肺 癌

11

肺癌是最常见也最危险的恶性肿瘤之一。

令人震惊的是，大约3/4的肺癌患者会在确诊后12个月内死亡。

发生在肺部的癌症称为原发性肺癌，而与之相对应的是继发性肺癌，是由其他器官的癌症转移而来。

肺癌的类型

根据发生癌变的细胞的类型，原发性肺癌分成两类：

非小细胞肺癌——约占肺癌的80％，还可以分成三小类：鳞状细胞癌、腺癌和大细胞癌。

小细胞肺癌——约占肺癌的20％。它也称作燕麦细胞癌，侵袭性更强，扩散也更快。

关于肺癌的一些事实

· 它是英国第二常见的癌症。

· 它是男性和女性癌症所致死亡中最常见的严重病症。

- 2007年，在英格兰和威尔士有29 600例肺癌死亡病例。

- 在90%~95%的肺癌病例中，吸烟是最大的单一致病因素。

- 每天吸烟20根或以上的人，发生肺癌的风险比非吸烟者高20倍。

- 只有25%的肺癌确诊患者能够生存超过一年。

阿司匹林与肺癌

虽然已知阿司匹林对预防其他癌症有潜在作用，但是直到最近几年，才有了一些肺癌患者使用阿司匹林的信息。

纽约女性健康研究

2002年，《英国癌症》杂志发表了一篇很有希望的研究。在纽约女性健康研究中，采用巢式对照方法，分析了服用阿司匹林和肺癌发病风险的关系。

- 在研究队列中发生了81例肺癌。

- 每个病例都与队列中的10个对照相匹配，包括年龄、月经情况、参加的时间和随访期限。

注：巢式研究是指从一个界限清楚的人群队列（样本）中选择一组有特定疾病的患者。然后再从这个队列中选择没有这种疾病的患者进行比较。

他们发现，与未服用阿司匹林的人群相比，每周服用3次阿司匹林达6个月及以上的人群发生肺癌的概率呈显著的负增长。也就是说，服用阿司匹林的人群发生肺癌的风险显著降低。

BMC癌症研究

另一项研究发表于2003年的《BMC癌症》杂志上。研究人员进行了一项基于医院的病例对照研究，以评估规则服用阿司匹林是否能对肺癌的发展有保护作用。

- 868名肺癌患者与935名已经治疗过的非癌症患者进行配对。
- 他们都要完成详细的调查问卷，包括家族史、职业和环境因素、使用烟草情况、饮酒情况和饮食习惯等。另外，他们还要回答关于阿司匹林服用情况的问题，包括剂量、服用频率和服用持续时间等。
- 平均年龄62岁。
- 男性占60%，女性占40%。

研究人员发现，规律服用阿司匹林的患者（定义为至少每周服用1次阿司匹林达1年以上）发生肺癌的风险显著降低，对小细胞肺癌和非小细胞肺癌都是如此。

大规模研究

关于阿司匹林对肺癌的作用，到目前为止最大规模的研究是2011年发表在《柳叶刀》杂志上的一项荟萃分析，题目是"每日服用阿司匹林对癌症致死的长期风险的作用：对随机试验患者资料的分析"。研究发现，每日服用阿司匹林可降低死于肺癌的风险——但是这一作用需要5年时间才变得明显。

死于腺癌的风险降低了30%。对于小细胞或鳞状细胞癌，则没有发现明显的降低。

本章小结

· 有明确证据表明阿司匹林可以降低原发性肺癌的风险，但
主要是在非吸烟人群中常见的腺癌。最新的研究显示服用
阿司匹林将死于腺癌的风险降低30%。

· 如果你的家族中有人得过肺癌，你就有必要与医生讨论这
项研究。

· 强烈建议任何吸烟人士尽快戒烟，因为这是所能采取的减
少肺癌风险的最佳单一措施。

乳腺癌 12

对大多数女性而言，发生乳腺癌的可能性是一个让她们非常关心的问题。

关于乳腺癌的统计资料

根据英国癌症研究中心的资料:

· 乳腺癌是英国最常见的恶性肿瘤。

· 一生之中，每8名英国女性中就有1人会发生乳腺癌。

· 在过去的25年间，英国的女性乳腺癌发病率增加超过了50%。

· 现在英国每天约有130名女性确诊患有乳腺癌。

· 80%的乳腺癌发生于50岁以上女性。

· 每年约有340名男性发生乳腺癌。

- 全世界每年约有1 138万个乳腺癌确诊病例。
- 在过去的40年里，乳腺癌患者的生存率已经提高。
- 现在确诊的乳腺癌患者生存期至少为10年，是40年前的2倍。

阿司匹林与乳腺癌

在过去的几年里，有大量的研究表明阿司匹林在预防乳腺癌方面起一定的作用。

降低发病风险

2008年，Guy's和St Thomas'这两家公立医院的研究人员在《国际临床实践》杂志（IJCP）发表了一篇论文，研究了21项超过27年的临床试验，共有37 000女性参与了这些试验。

他们认为，阿司匹林能将乳腺癌风险降低20%。他们还认为其他非甾体类抗炎药物也可以提供保护作用。但是对于服用剂量和持续时间，他们没能给出意见。

虽然如此，他们认为基于这些研究结果，考虑到阿司匹林的副作用，不建议女性开始服用阿司匹林预防乳腺癌。这个问题还需进一步研究。

提高生存率

2010年，《临床肿瘤》杂志发表了美国哈佛大学霍尔莫司博士领导的团队的一篇论文。它研究了已经确诊的乳腺癌患者服用阿司匹林的可能作用。这是第一项关于使用阿司匹林作为乳腺癌辅助治疗的研究。

从1976年到2006年间，有4 164名确诊为乳腺癌的护士参与了此项研究。在随访观察期间，共有341名患者死于乳腺癌。

研究团队得出的结论

- 服用阿司匹林与转移、死于乳腺癌和其他原因的风险下降相关。
- 通过每周服用阿司匹林，患者发生癌症转移的风险降低43%~60%。
- 与对照组相比，服用阿司匹林的患者死于乳腺癌相关疾病的风险降低64%~71%。

但是，研究人员清楚地说明这只是一项观察性研究，还不足以说明阿司匹林能提高乳腺癌患者的生存率。他们认为还需要进一步的研究。

他们还清楚地说明，所有的患者都接受了乳腺癌传统治疗方案，阿司匹林只是作为辅助治疗药物。它不能替代传统治疗手段。事实上，大多数患者是为了预防心血管疾病而服用阿司匹林的。

本章小结

· 当被告知需要进行乳房X线扫描时，所有的女性都应该接
受乳房疾病筛查。

· 如果女性发现乳房肿块，应该让医生进行检查，因为快速
诊断和检查更为关键。

就阿司匹林预防和治疗乳腺癌而言，目前的研究是很有希
望的，早期的研究显示，阿司匹林能够将乳腺癌发病风险降低
20%。对于乳腺癌患者，阿司匹林能将乳腺癌转移的风险降低
43%~60%，将死于乳腺癌的风险降低64%~71%。但是还不能
下结论说，女性需要服用阿司匹林以预防乳腺癌而将自己置身
于出血的风险之中，因为还没有肯定性的结果证明阿司匹林是
一种重要的乳腺癌一级预防药物。同时，也不应推荐服用阿司
匹林作为女性乳腺癌患者的治疗方法。

但是，如果某位患者的医生认为该患者需要考虑服用阿司
匹林以预防心血管疾病（如心脏病发作或中风）——这已经被
证明是有效的——同时该患者也没有服用阿司匹林的禁忌证，
阿司匹林对乳腺癌的某种保护作用还是很有可能的。

13

前列腺癌

> **前列腺**
>
> 只有男性才有前列腺，它是一个位于膀胱底部和直肠前面的腺体。
>
> 这一名字来自于中世纪的拉丁语prostate，意思是"站在前面的"。

如果说乳腺癌是女性主要的恐惧疾病，那么前列腺癌就是男性的噩梦。

前列腺

前列腺由数以千计的小腺体组成，可以产生保护和滋养精子的液体。这种液体是精液的主要成分。当男性达到性高潮时，这种液体就从前列腺中排出进入尿道，成为射出的精液的一部分。

前列腺癌通常由癌细胞——称作腺癌的恶性肿瘤细胞在前列腺组织中形成小的岛状物。

- 在英国，前列腺癌是男性最常见的新发肿瘤——占新癌症病例的24%。
- 目前每天约有101个新确诊病例。
- 在英国，就终生风险而言，每9个男性中就有1人会发生前列腺癌。
- 前列腺癌的发病风险与年龄相关——它很少发生于50岁以下的男性。
- 75%的确诊病例年龄在65岁以上。
- 每年约有1万人死于前列腺癌。

前列腺癌

根据尸检得到的结果，估计50多岁男性中大约50%会在前列腺发现癌细胞。这一数字在男性80岁时是80%。

对很多男性而言，这种癌症仅仅是潜伏在体内，他们都没有意识到它的存在。这与下列事实是一致的：因为26个男性中只有1人会死于前列腺癌。确诊时年纪越轻，前列腺癌就越容易发作。

- 前列腺癌仍是一种潜在的严重疾病。如果男性出现排尿困难，如排尿乏力、排尿缓慢或排尿延迟，他们就应该咨询医生。

老人的烦恼

　　良性的前列腺增生是一种非肿瘤性疾病，前列腺发生肿大从而压迫经过膀胱底部到阴茎的尿道。

　　这样就妨碍了尿液的流动，造成特征性的表现，如排尿乏力、排尿延迟和排尿次数增加。人们一般称之为"老人的烦恼"。

- 良性的前列腺增生更为常见，但是需要通过检查以排除或确定是否为前列腺癌。

阿司匹林与前列腺癌

　　2010年《美国流行病学杂志》发表了一篇病例对照研究，美国多个研究中心组成的小组研究了阿司匹林和其他非甾体类抗炎药对前列腺癌发病风险的影响。

- 1 001名前列腺癌患者与942名非癌症的患者进行比较。

- 与那些从不服用阿司匹林的男性相比，当前在服用阿司匹林的男性，发生前列腺癌的风险降低了21%。

- 与那些从不服用阿司匹林的男性相比，服用阿司匹林至少5年以上的男性，发生前列腺癌的风险降低了24%。

- 与那些从不服用阿司匹林的男性相比，每日服用小剂量阿司匹林（81毫克）的男性，发生前列腺癌的风险降低了

29%。

越来越多的证据表明，阿司匹林可以减少前列腺癌的发病风险。

阿司匹林对前列腺癌确诊病例的作用

2010年末，在美国圣地亚哥举行的美国肿瘤放射治疗学会（ASTRO）第52次年会上，提交了一份研究报告。该项研究对象是5 275名癌症还没有扩散到前列腺之外，且已经进行放射或外科手术治疗的前列腺癌确诊患者，分析他们使用包括阿司匹林在内的抗凝剂和抗血小板药物的效果。

- 1982名患者使用了抗凝剂。
- 在使用抗凝剂的患者中，在10年后死于前列腺癌的风险从10%下降到4%。
- 癌症转移的风险显著降低。
- 前列腺癌的高危患者获益最大。
- 与其他抗凝剂相比，阿司匹林可以提供更多的保护作用。

研究者认为阿司匹林具有保护效应而且结果也令人鼓舞，有必要进行进一步研究。

本章小结

服用阿司匹林似乎能有效降低前列腺癌的发病风险。

· 在一项研究中，与那些从不服用阿司匹林的男性相比，每日服用小剂量阿司匹林的男性，发生前列腺癌的风险降低了29%。

· 关于阿司匹林与癌症的关系，在本书"阿司匹林与癌症"章节中的大规模研究中发现，只在连续服用阿司匹林15年以后，发生前列腺癌的风险才会下降。

· 服用阿司匹林20年后，前列腺癌的死亡率下降10%。

· 在一项研究中，服用阿司匹林似乎能显著降低经确诊的前列腺癌扩散的风险。

值得注意的是，前列腺疾病最容易发生在老年人身上。在这一年龄段，男性心血管疾病发病风险增高。因此，如果已经推荐这样的患者服用阿司匹林以预防心血管疾病，那么前列腺癌发病风险降低的可能就成了额外的益处。

14

阿司匹林与糖尿病

糖尿病是由于自身胰岛素分泌不足或对自身胰岛素不敏感所引起的碳水化合物代谢障碍。未经诊断和治疗的糖尿病的主要特征是过度口渴和排尿增多。

"甜蜜的虹吸"

医学作者们发现这种疾病至少有4000年历史了，在公元前1534年的埃及文献莎草文稿中就有关于这种疾病的记录。

阿雷提乌斯在公元100年首先使用"diabetes"来描述这种疾病（dia意思是"穿过"，betes意思是"通过"），他把尿液的排出看成是一种虹吸现象。

威尔斯医生是英国国王查尔斯二世的私人医生，也是威尔斯环的发现者，他描述糖尿病患者的尿液"有一种奇妙的甜味，像是加入了蜂蜜或糖"。在那个时代，品尝患者的尿液是大多数医生都会使用的诊断方法。他给这种疾病加上一个拉丁词mellitus，意思是"甜蜜的"。

糖尿病的两种类型

1型糖尿病——胰岛素依赖性糖尿病，IDDM，有时也叫作青春期糖尿病。它是由于自身不能产生胰岛素，通常在年幼时发病，需要终身使用胰岛素治疗。

2型糖尿病——非胰岛素依赖性糖尿病，NIDDM，有时叫作成人期糖尿病，由于对自身胰岛素缺乏反应所致，患者一般需要控制体重和饮食，以及服用降糖药物。

糖尿病的并发症

理想的糖尿病治疗是对血糖水平的良好控制。

糖尿病患者可能会出现几种并发症，分类如下。

- 代谢性并发症：由疾病本身或治疗所致的血糖水平问题。

- 血管性并发症，可进一步分为：

  ○ 大血管疾病——发生在大血管的病变，如冠状动脉（心绞痛或心脏病发作）、外周动脉（间歇性跛行）、脑动脉（中风）等。

  ○ 微小血管疾病——发生在微小血管的病变，如糖尿病视网膜疾病（眼睛的视网膜血管病变）、肾病（肾脏血管病变）、神经病变（末端组织和神经纤维的血管病变）。

- 免疫系统损害导致易于发生感染性疾病。

- 白内障。

- 勃起功能障碍和性欲减退。

糖尿病患者需要服用阿司匹林吗

对于16岁以下的糖尿病患者而言，答案是否定的。自1979年以来，"青少年"就被认为是服用阿司匹林的禁忌证之一，因为发现阿司匹林与瑞氏综合征有密切联系。因此，无论是否患有糖尿病，都不推荐16岁以下青少年服用阿司匹林。

对成年糖尿病患者，直到2008年才有明确的推荐治疗方案：50岁及以上的糖尿病患者，患糖尿病超过10年，以及在接受高血压药物治疗的糖尿病患者需要服用小剂量阿司匹林，但必须首先治疗过高的血压。

然而与很多科学和医学领域的事情一样，人们并不总是心想事成。对于心脏病发作或中风风险较低的糖尿病患者而言，还没有很强的证据表明他们需要进行心脏病发作或中风的一级预防。

POPADAD试验

2008年，"预防动脉疾病和糖尿病进展的临床试验"（POPADAD）的结果发表在《英国医学》杂志上。

研究者的目的是了解阿司匹林和抗氧化剂联用或单用，对有发生无症状性动脉疾病风险的糖尿病患者的治疗作用。无症状性动脉疾病是指患者有四肢、冠状动脉或脑动脉的疾病但是还没有产生任何临床表现。他们设计了一个随机双盲的、安慰剂对照的析因分析试验。

他们发现，对糖尿病患者心血管死亡事件的一级预防而言，没有证据支持服用阿司匹林或抗氧化剂。换句话说，阿司匹林既不能降低糖尿病患者发生动脉疾病的风险，也不能降低他们死于这些疾病的风险。

> ## 英国糖尿病协会（Diabetes UK）推荐方案
>
> 无心血管疾病的糖尿病和非糖尿病患者没有显著差异，目前英国糖尿病协会的推荐治疗方案考虑到了这一事实。
>
> 英国糖尿病协会建议：
> - 没有心血管疾病病史的糖尿病患者需要与医生讨论发生心血管疾病的风险。
> - 没有心血管疾病的患者不需要服用阿司匹林。
> - 有心血管疾病的糖尿病患者在没有禁忌证的情况下应该服用阿司匹林。

荟萃分析

事实又一次证明，对几项研究进行荟萃分析是有用的方法。

2009年由博拉迪斯等人在《英国医学》杂志发表了一篇荟萃分析。他们研究了阿司匹林对无心血管疾病的糖尿病患者的心血管疾病一级预防的作用。结果发现，糖尿病患者服用阿司匹林不能明显减少发生心血管病症的风险。

2009年由Mayo临床中心的一个研究小组在《糖尿病治疗》上发表了另一篇荟萃分析，以了解糖尿病患者发生一级心血管病症的风险是否高于没有糖尿病的人士。两位评论者分析了9个随机对照试验，比较了阿司匹林对于糖尿病患者和非糖尿病患者的死亡率、心脏病发作和中风的作用。两组间没有显著性差异。他们认为两组间阿司匹林的相对效益是相似的。

本章小结

- 如我们在所知道的一样，对于减少低危患者发生心血管病症（心脏病发作或中风）的风险而言，阿司匹林的作用是不明确的。阿司匹林的任何效益都要与其大出血的风险相权衡。出于这个原因，先前无心血管疾病病史以及糖尿病控制良好的糖尿病患者不需要服用阿司匹林。

- 糖尿病患者的血管并发症很普遍，尤其是病情没有得到很好控制的患者。因此，如果没有禁忌证，病情控制不良的糖尿病患者需要考虑服用阿司匹林。

- 许多糖尿病患者，特别是1型糖尿病患者可能在16岁以下。由于有发生瑞氏综合征的风险，16岁以下的儿童或青少年不应该服用阿司匹林。

- 个人的观点是，每个病例都需要考虑它自身的价值，患者的医生应该就小剂量阿司匹林的潜在利弊给出建议。

15

抑郁症

> 我真的不知道我为什么如此悲伤；
>
> 它让我忧虑，你说它也让你忧虑；
>
> 但我如何去抓住它，发现它，或是得到它，
>
> 它是由什么组成，
>
> 又来自何方，
>
> 我想知道；
>
> 悲伤让我成为这样的傻瓜，
>
> 要费尽心力去了解自己。
>
> 《威尼斯商人》（第1幕，第1场）
>
> 威廉·莎士比亚

　　抑郁症非常普遍。有时候在人们生活中的某个明显诱因之后发生，但大多数时候它就那样发生了，就像在人们的情感上关上了一扇百叶窗。

- 在英国有2 300万人受到抑郁症的困扰。
- 在30%~50%的病例中，抑郁症没有得到诊断。
- 60%的抑郁症患者因为觉得过于尴尬而不去就医。
- 抑郁症会对生命有潜在的危害。每年约有15%的抑郁症患者自杀。
- 开发一种新的抗抑郁药物，需要10年时间以及3亿5千万英镑。
- 2012年，全世界精神治疗药物的市场规模大约是150亿英镑。

抑郁症的久远历史

悲伤和抑郁一直以来就是一个困扰着人类的神秘事物。

抑郁症

古希腊人认为，情绪低落是他们称作humors的体液失衡的表现。他们把这称为"melancholia"（抑郁症），来源于希腊单词melas和chole，意思分别是"黑色的"和"胆汁"。根据他们的体液学说，黑胆汁过多是抑郁症的病因。这在文艺复兴之前一直是标准的医学理论。

情感大师

莎士比亚（1564–1616）是一位能够生动刻画人们所能经历的每一种情感的大师级人物。他的描写非常经典，任何现代的精神病学教科书都没有超出他的范围。

莎士比亚用一位名叫安东尼奥的主人公的小段独白作为戏剧《威尼斯商人》的开始部分，也就是本章开头所引用的那一段。安东尼奥患有他自己不能理解的抑郁症。这就是大多数抑郁症患者会经历的：对他们的情绪为何如此低落而感到困惑。他们的生活可能万事如意，但是他们仍然感觉平淡和压抑。

抑郁症的剖析

1621年，牛津大学研究员波顿出版了一部共6卷的著作《抑郁症的剖析》，这是关于抑郁症的第一本重要教科书，涵盖了星相学、医学、哲学和原始精神病学关于抑郁症的观点。

在这本著作中，他创造出了一个意识模型；尽管还有缺陷，但是却提供了一个人们可以运用的框架。它的影响力持续了至少200年，现在仍然是令人着迷的文艺复兴文学的经典之作。

波顿描述了"无原因的抑郁症"，这是一种患者没有任何原因就自然发生的抑郁症类型，非常类似于莎士比亚对安东尼奥的描述。他建议抑郁症患者通过良好的睡眠，健康的饮食，听音乐，与好朋友谈心来减轻症状。

19世纪——精神病学的开端

有几位医生尝试对抑郁症进行分类。

克雷佩林医生（1856–1926），精神病学之父，他描述了"involutional melancholia"（更年期抑郁症）这种发生于停经时的抑郁状态。involutional melancholia 一词来自于拉丁语

involvere，意为抱紧或返回的过程。他认为是子宫在发生萎缩并恢复到它不成熟的状态，即不能生育的状态。

1870年，莫斯里医生撰写了《身体与精神：它们的联系和相互影响》一书，这是第一本试图分析疾病和健康状态下精神本质的书籍。1926年，他建立了世界闻名的伦敦莫斯里医院，治疗有精神和情感障碍的患者。

20世纪——不同的方向

在20世纪，精神病治疗领域出现了3个主要的流派。

·精神治疗

沿袭以下医生的学说：弗洛伊德和精神分析学派；荣格和分析心理学派；阿德勒和他的个体心理学派。

本质上，心理治疗流派的基础是对造成一定的精神状态或疾病的思维过程和心理机制的理解。这些治疗方法是通过交谈来解决患者的问题。

·行为主义心理学——遵循巴普洛夫的学说和条件反射理论

行为主义心理学本质上是使用多种心理学方法来帮助患者改变他们的行为，并由此改善他们接触事务和感受情感的方式。

·神经–器官精神病学

这种理论认为，心理活动是大脑功能的产物。因此类似于抑郁症这样的疾病是大脑内组织改变或各种神经递质失衡的结果。治疗方法包括镇静剂、抗抑郁药物和电休克疗法（ECT）。

抗抑郁药物

异烟肼与其他药物合用时可有效治疗结核病，1951年有人发现这种药物对抑郁症患者有改善情绪的作用。它就成了第一种抗抑郁药物。

↓

在20世纪50年代和60年代，苯丙胺类的药物被广泛用于治疗抑郁症。

↓

1957年，库恩发现了丙咪嗪的抗抑郁作用，这是第一个三环类抗抑郁药物。这些药物似乎比苯丙胺的副作用要少一些。

↓

五羟色胺再摄取抑制剂（SSRI）目前是世界上处方量最大的抗抑郁药物。

↓

20世纪80年代，第一个选择性的五羟色胺再摄取抑制剂（SSRI）在瑞士上市。其作用机制是抑制神经末梢重吸收五羟色胺，这就可以让五羟色胺（快乐因子）在大脑内积聚，从而提升情绪。

抑郁症的生物化学机制

关于抑郁症的生物化学本质的两种主要理论：

· 单胺类神经递质假说。

· 细胞因子假说。

单胺类神经递质假说

1965年，斯柴德克劳特医生提出，单胺类神经递质或天然信使化合物缺乏在抑郁症发病中起着重要作用。单胺类神经递质假说似乎可以解释常用的大多数抗抑郁药物的作用。

但是对于这种假说也有不同观点，因为这些抗抑郁药物不是对每个抑郁患者都有效，而且它也不能解释目前一些新药的作用。

细胞因子假说

细胞因子是在脑组织、中枢神经系统和免疫系统中发现的小分子蛋白质。它们参与细胞信号传导，也就是它们在细胞间传递信息，并且指导细胞执行特定的功能。

炎症性疾病的患者体内可以发现细胞因子水平增加，在抑郁症患者体内也有类似发现，这就让研究者猜想炎症和抑郁症之间可能存在某种联系。这一点非常重要，因为它提示在一些患者中，抑郁症是微妙地影响大脑的炎症过程的一种症状。

这也可以解释为什么抗抑郁药物对某些患者没有作用。

细胞因子和炎症

人们早已发现某些人群更容易发生抑郁：

· 患有自身免疫性疾病如狼疮的患者。

· 患有退行性疾病如冠心病和多发性硬化的患者。

· 患有炎症性疾病的老年人。

· 接受以细胞因子为基础的免疫抑制治疗的患者。

将这些观察综合到一起得出的结论是，炎症和炎症的标志物与抑郁症的主要发作期相关。

由此产生的理论认为，炎症本身造成细胞因子的释放，这导致抑郁症的发生。

细胞因子假说是非常有潜力的重要理论，因为它提供了治疗抑郁症的新方法（SSRI药物以外），而且对有炎症性疾病的抑郁症患者的抗抑郁药物有促进作用。

但是，有些抗抑郁药物会与阿司匹林通过不为人知的途径相互作用，可能增加出血的风险。在咨询医生之前，你绝对不应该将阿司匹林与抗抑郁药物联用。

阿司匹林对抑郁症有作用吗

在上面提及的有炎症性疾病以及有炎症基础的退行性病变的人群中，抑郁症似乎很普遍。基于这些观察，澳大利亚的研究人员提出有两种抗炎药物可能有效减轻抑郁。这两种药物是：阿司匹林基础和他汀类药物——（用于降低胆固醇的药物）。

2010年秋季，研究人员在《心理治疗和心身病学》杂志上发表了他们的研究结果。他们认为服用阿司匹林或他汀类药物，可以显著降低严重抑郁症的发病风险。他们没有解释生活方式或其他药物所带来的差异。

似乎炎症的减轻是产生这种结果的关键因素，它完全与细胞因子假说一致，因为人们已经知道阿司匹林和他汀类药物可以减轻炎症。

他们选择了曾经参加1994-1997年吉朗骨质疏松研究结论的患者进行巢式病例对照研究。

· 1 494名女性被随机招募到吉朗进行骨质疏松研究。

· 837人超过50岁。

· 对386人在10年后进行评估和精神病学的访谈。

研究团队使用了一种特殊的访谈技巧以诊断重度抑郁症（MDD）的发病和50岁以后的发病年龄。他们尤其对患者使用阿司匹林和他汀类药物的情况感兴趣，但同时也收集其他非甾体类抗炎药、扑热息痛、激素、抗抑郁药物和治疗糖尿病的药物的信息。他们还对在同一时期没有抑郁症病史的对照组进行了回顾性研究。

研究人员发现63个患者有抑郁症发作史，但是由于有41人是在50岁以前就诊断为抑郁症，不符合入组标准而被排除在外，因此只有22个病例可供研究。

在原先的383位女性对照组中，有323个无抑郁症的女性合格作为对照。

研究结果

- 有抑郁症的女性使用阿司匹林和他汀类药物的比例较低。
- 22名抑郁症患者中只有1人服用他汀类药物（约4.4%），而无抑郁症的323名女性中有93人服用（接近29%）。
- 22名抑郁症患者中只有1人（在发生抑郁症之前）服用阿司匹林，但是无抑郁症的对照组323人中有103人服用。

阿司匹林如何起作用

可以合理地认为，阿司匹林可以通过以下两种机制发挥其抗炎作用。

- 通过对COX-2酶的作用，进而减少前列腺素的产生，反过来又减轻了炎症反应。
- 通过诱导产生一氧化氮自由基，这是研究人员发现的阿司匹林的另一个作用机制。一氧化氮自由基阻止白细胞的黏附，因此可以有助于人体抵抗感染。

本章小结

一些研究者已经提出抑郁症与炎症存在某种联系。作为一种抗炎药物，阿司匹林可能预防抑郁症或减轻其症状。本章中所讨论的唯一文献显示阿司匹林可以减少严重抑郁症的发病风险，但是这只是一个很小样本的研究。

现在所能得出的结论是，如果你有某种炎症性疾病，而且你有抑郁的感觉，那么阿司匹林可能会给你帮助。当你和医生讨论是否应该服用阿司匹林时，如果考虑以往的抑郁病史，当然值得服用。

皮 肤

16

虽然阿司匹林有很好的抗炎效果，但是人们并没有发现在口服阿司匹林时能有效缓解皮肤疾病。事实上恰恰相反，出现如荨麻疹（风团或网状红斑）这样的皮疹是阿司匹林很常见的副作用。

阿司匹林与皮肤疾病

然而在外用（即局部和表面使用）水杨酸时，阿司匹林确实可以有一定的作用。如我们在前面所了解的那样，在加入乙酰基团"缓冲"之前，水杨酸是阿司匹林的基础形式。

多年来，水杨酸在皮肤病学（治疗皮肤疾病的医学）领域一直应用广泛。

- 水杨酸是一种角质剥脱剂，也就是说它可以软化和去除皮肤最外层的角质层。其机制是通过分解角蛋白这种组成皮肤外层的蛋白质，进而让坏死的表皮脱落。

- 它还有轻度的抗炎作用。
- 水杨酸是一种治疗银屑病的传统药物。银屑病是一种影响皮肤的脱屑性疾病。
- 它还可以用于几种角质细胞堆积的皮肤病，如胼胝、鱼鳞病、鸡眼和病毒疣。

用阿司匹林制备的药物

拉萨氏糊——这是用氧化锌和水杨酸制成的糊剂。锌有收敛的作用，意味着它可以帮助组织收缩，因此可以有助于疏松的坏死表皮脱落。它是银屑病和其他皮肤外层角质堆积疾病的治疗方法。

水杨酸和乳酸——主要外用于治疗病毒疣和肉赘、胼胝和鸡眼。乳酸的存在使得水杨酸的作用更加有效。

什么时候不能使用阿司匹林

有以下情况时不能使用阿司匹林：

- 患者对阿司匹林过敏。
- 皮肤破损。
- 皮肤发炎，有感染的可能。
- 有外周动脉疾病（本质上是影响四肢的动脉硬化）。
- 有黑痣或诊断不明的皮疹。

家庭疗法

本章分析了水杨酸在药物中的应用。然而有很多使用阿司匹林的家庭疗法，我们将在"阿司匹林的非常用法"一章中讨论。

本章小结

当用阿司匹林的基础形式水杨酸作为外用药物时，阿司匹林能够治疗一系列皮肤疾病，包括银屑病、胼胝、鱼鳞病、鸡眼、病毒疣、肉赘、头皮屑和头皮瘙痒，以及某些湿疹。水杨酸可以与其他药物混合成糊剂或霜剂，有很好的治疗效果。

同样地，对阿司匹林过敏者或有其他禁忌证者都不可使用阿司匹林，即使是外用也不允许。

17
阿司匹林的非常用法

目前为止我们已经讨论了阿司匹林在医学上许多令人惊讶的应用，包括其大幅降低多种疾病的风险和死亡率的作用。看到这些让人鼓舞，因为阿司匹林确实在许多医学领域有着明显的潜力。

但是并非一直如此。多年来阿司匹林被医学界内外都认为是个笑话。

完全无用！

下面的小故事足以说明一切。

有一位医生和一位水管工都是共济会成员而且属于同一个共济会所。在一个星期六的晚上，医生醒来发现卫生间堵住了，因此他就给共济会友水管工打电话。

水管工不高兴了，在电话里咆哮起来："我晚上不工作，你就不能等到明天吗？"

医生对这个答复更不高兴了，他说道："我在晚上也不工作，但是如果有人打电话要我出诊，我总是会去的。"水管工说："那好吧，我会过来看看有什么我能做的。"半个小时后水管工来了，跟着医生上楼看了卫生间。"啊，我知道了。"水管工说，从他的口袋里掏出两片阿司匹林扔进水管，然后说道："那应该有作用的，如果到早上还没有好转，再给我打电话。"

一般人都认为，如果医生想要打发某个病人，他们就会给患者两片阿司匹林。

事情怎么变成这样!

阿司匹林的非医学用途

在医学研究领域，我们把实验分成体外（in vitro）实验和体内（in ivo）试验，分别是指用试管或在实验室进行的实验和用活体动物进行的实验。到目前为止，我们已经了解了阿司匹林在体内的作用。有意思的是，在体外实验中，阿司匹林似乎在医疗之外还有很多别的用途。

植物科学

阿司匹林的历史从植物开始。为什么植物会含有水杨酸（本质上是植物激素），这在植物学和植物科学领域已经有了大量的研究。

但是我们不准备展示关于植物学的研究，而是了解一些阿司匹林非同寻常的用法以及其科学依据。

阿司匹林可让切花（通常是指从植物体上剪切下来的花朵、花枝、叶片等的总称）保持新鲜。

是的，它并不能让切花永葆青春，但是可以让它们更加持久绽放。

花匠们会有规律地在存放切花的水中加入阿司匹林。这也是一个家庭常识——在花瓶中放一片阿司匹林可以让切花盛开的时间更长。

切花是受损和逐渐枯萎的植物。把它们从植物母体上剪切下来就开启了植物学上所说的衰老的过程。这一过程受植物激素的支配。

在这一过程中，有两种主要的植物激素在起作用：

· 乙烯。

· 脱落酸。

水杨酸（阿司匹林的基础形式）可以抑制乙烯，这样就延缓了衰老过程，导致鲜花更加持久绽放。水杨酸似乎同样能抑制脱落酸的作用。

方法

一花瓶水中加入一片可溶性阿司匹林。

阿司匹林让植物结更多果实

因为使用阿司匹林可以让切花保鲜时间更长，一些园丁就根据经验把阿司匹林加入水中喷洒各种果树。

2005年在罗德岛大学开始的研究发现，喷洒过阿司匹林水溶液的一些植物结出了更多的果实。其他一些大学也进行了这项研究。

惊人的结果

麦可伯尼是罗德岛大学主管蔬菜园的首席园艺师，她用阿司匹林溶液喷洒西红柿和其他水果，每3周1次。生长期结束时，结果是惊人的。植物都既大又绿，也没有虫害。

在播种前用阿司匹林溶液喷洒过的种子全部都发芽了，而只用水喷洒的种子发芽却是参差不齐。

这都与植物激素有关。目前认为水杨酸盐是植物激素。它们的功能有：

- 调节植物生长
- 诱导抵抗疾病
- 延长花期
- 抑制乙烯释放。
- 拮抗脱落酸。
- 作为抗蒸腾剂——也就是让植物叶子关闭气孔从而减少水分流失。

方法

需要谨慎操作。研究显示植物对水杨酸的耐受力是不同的。阿司匹林溶液喷洒过多或过于频繁都会烧伤植物。

罗德岛大学经过实验，推荐的用量是每7.6升水中加入300

毫克阿司匹林。阿司匹林需要被压成很细的粉末，而且必须是只含有乙酰水杨酸成分的通用阿司匹林。推荐另外加入2茶匙丝兰提取物，这样可以让溶液更容易留在植物叶面上不会形成水珠。

阿司匹林在园艺中的抗真菌作用

园丁们还发现，在种植植物时使用阿司匹林溶液浇灌可以减少真菌、昆虫或其他害虫的侵害。

水杨酸本身是非常温和的抗细菌和抗真菌药物。

阿司匹林可以被植物的根系或种子吸收，在植物中诱导产生系统的获得性防御力。

方法

一片300毫克的阿司匹林加入7.6升水中。

> **警告：** 对阿司匹林或非甾体类抗炎药物过敏者忌用以下使用方法。
>
> 有些人对阿司匹林过敏。如果怀疑这一点，绝对不能口服阿司匹林，也不能以任何下列方法在身体上使用阿司匹林。

阿司匹林减轻绿发现象

对于金色或浅色头发的游泳者而言，去游泳池游泳可能会有所担忧，因为长时间或反复暴露于公共游泳池的池水中可能会造成头发变成淡绿色。用阿司匹林溶液可以减轻这种变绿的作用。

人们错误地以为是池水中的氯导致这样的结果。实际上，这种淡绿色是由溶解在池水中的重金属盐，如铜、铁和镁等造成的。这些重金属盐可能是来自于除藻剂，或者是离子化后的一种离子形式。溶解的金属盐附着于头发，水中的氯就可以将它们氧化而形成淡绿色。阿司匹林是一种性质温和的酸，它可以去除头发上氧化的金属。

使用方法

不能口服。

粉碎2片阿司匹林，溶解于1升水中，用这种溶液冲洗头发并让其在头发上保持几分钟，然后彻底洗干净。

阿司匹林去除汗渍

汗液与尿液的成分类似，但它只是尿液量的1/130。同时汗液也是无味的，但是如果有人出汗太多，汗液就会浸湿衣物，在变干后就会留下黄色的污迹。这最常发生在帽子和帽圈、衣领内侧、T恤和衬衣的腋下等部位。

如果使用了除汗剂，情况会更麻烦。大多数除汗剂通过阻塞毛孔和汗腺起作用，常用的化合物是氯化铝。虽然它可以在几个小时内阻止出汗，最终还是会逐渐消失。一些铝盐将会在衣服纤维上沉积，变干后会让衣服发黄。

产生污渍的原因是汗液中的化合物受到细菌作用。也有一部分是由于化合物氧化以及和织物纤维互相作用的结果。

阿司匹林可以去除污渍，是因为它是一种弱酸，同时具有乙酰水杨酸的角质剥脱作用。角质剥脱作用意味着它可以软化和去除坚硬的颗粒，也就能去除织物表面的盐类物质。

使用方法

外用（只在污渍区域）。把2片75毫克阿司匹林溶解于1杯水中，喷洒到污渍上保持约2小时，漂洗后再照往常一样清洗。

阿司匹林去除手指上的烟渍

有些人吸烟很厉害，以至于手指上会出现烟渍。其实不吸烟以防止这种情况出现，要比不得不使用这种方法好得多。

很多人以为这是尼古丁的印迹，事实上，这种烟渍是由尼古丁和焦油混合而成的。

这种烟渍并不是仅仅在皮肤表面，而是会有几层细胞的深度。乙酰水杨酸的角质剥脱作用能够帮助这些外层细胞松软并脱落。当这些染色的细胞被去除后，污渍也就消失了。

使用方法

不可口服，只能外用。将1片75毫克阿司匹林溶解于1杯温水中，把手指浸入其中。全面搓洗手指，每天5分钟。一般需要使用几次，污渍很快就会被去除。每次使用后要用清水洗净手指并涂一些保湿霜。

阿司匹林去除墙上的香烟烟渍

这种情况一般发生于墙体的表面。乙酰水杨酸似乎可以与煤焦油混合物结合，就像我们在上一章中讲到的制作一些皮肤霜剂一样。这样阿司匹林与烟渍形成了霜剂，容易被搽掉。

使用方法

外用。将1片75毫克阿司匹林溶解于1杯水中，再用抹布蘸水擦拭被烟渍污染的墙纸部分。

阿司匹林去除头皮屑

头皮屑对很多人而言是一种令人烦恼的问题。头皮的表皮细胞持续地自我更新，在皮肤深层形成新的细胞，而且不断地被下方的新细胞推向外层。当细胞到达表面时，它们变得非常扁平，像一个个彼此重叠的小碟子。当细胞到达最顶层，它们就会死亡脱落且不引人注意。

而头皮屑的发生是由于皮肤细胞的更替加速了。中度的头皮屑，细微的皮肤碎屑脱落，如灰尘样的表现。在更严重的头皮屑中，皮肤细胞形成团块，在深色衣物上形成令人尴尬的薄片或雪花样外观。患者常会感觉头皮瘙痒。

头皮屑患者的头皮上常会有一种叫作卵形糠秕孢子菌的微小真菌。每个人的皮肤都会有这种真菌，特别是在油脂分泌较多的部位，如头皮、耳后和背部。但是头皮屑患者所带的这种真菌一般会更多。

　　这是病因的缘由还不为人知，但是减少真菌数量一般会改善头皮屑。由于阿司匹林是一种温和的抗真菌剂，它可以减少卵形糠皮孢子菌的数量。

　　阿司匹林同时是一种角质溶解剂和剥脱剂，因此它有助于去除部分脱落的表皮细胞。

使用方法

　　不能口服，只能外用。用少量水溶解一片75毫克阿司匹林，并与你常用的洗发水混合（但是不要选择含硒的洗发水——首先要查看瓶子上的成分说明）。与平时一样洗发，让洗发水在头发上保持几分钟后再冲洗。每周使用2–3次。

阿司匹林可缩小斑点或丘疹

　　粉碎阿司匹林并用适量水溶解制成糊剂，可以用于缩小斑点或丘疹。

　　丘疹是局限性的感染和炎症引发而来的。人体尽力清除感染，炎症反应就会被激活。白细胞聚集以吞噬细菌，形成脓液。

　　阿司匹林糊剂中的一部分可以被皮肤吸收。它阻断组织中的COX酶系统，减少前列腺素产生从而有助于减轻炎症。它还可以刺激消散素的产生以关闭炎症反应。

使用方法

不可口服，只能外用。粉碎并溶解1片75毫克阿司匹林于少量水（约1茶匙）制成糊剂。然后将糊剂涂在斑点或丘疹上保持2分钟，再用冷水洗干净。这种方法可以在4小时后重复使用。

这样有助于缩小斑点，能更快地清除瑕疵。

> 注意：有人建议使用这种阿司匹林糊剂治疗痤疮。强烈建议你不要这样做，你应该向医生寻求帮助，因为有很多治疗痤疮的有效方法。

阿司匹林治疗昆虫叮咬

这是另一个"家庭急救"方法，用于昆虫叮咬的瘙痒。用上面治疗丘疹的方法制备阿司匹林糊剂，如果在蚊虫叮咬后迅速外用，能减轻叮咬带来的肿胀、瘙痒和疼痛。

原理与治疗丘疹一样。

一些人对蚊虫叮咬反应剧烈。常有人认为是蚊虫叮咬人的那些部位受到细菌污染了。事实上，大多数反应是过敏性的，因为人体对蚊虫刺螫中的唾液或毒液发生反应，正是这些引起了炎症反应过程。

使用方法

不能口服，但是可以外用。粉碎并溶解1片75毫克的阿司匹林于足量水（约1茶匙）制成糊剂。再外涂于被蚊虫叮咬的部位约2分钟。然后用冷水彻底洗干净。4小时后可以重复使用。

这可以减轻瘙痒和疼痛。

阿司匹林治疗向内生长的毛发

女性在用刮刀或蜜蜡去除腋下，小腿或比基尼线上的毛发后，常会发生毛发向内生长的情况。毛囊周围变得十分疼痛并出现炎症。

当毛发被刮除后，结果是其末端十分尖锐，如同薄片一样。当毛发从毛囊底部向上生长时，薄片样的毛发就会发生卷曲并从内部损伤自己的毛囊。这将引起炎症反应，毛囊周围出现肿胀并产生脓液。

阿司匹林通过抑制COX酶系统进而减少前列腺素产生。当炎症反应停止，肿胀就会减轻，生长的毛发发生弯曲并"内生的"部分就会被释放出来。

使用方法

不可口服，只能外用。粉碎并溶解1片75毫克阿司匹林于足量水（约1茶匙）制成糊剂。再外涂于毛发向内生长的部位约2分钟。然后用冷水彻底洗干净。4小时后可以重复使用。

这可以减轻瘙痒和疼痛。

阿司匹林治疗胼胝或去除老茧

足部的掌跖部位或足跟的坚硬胼胝可以用阿司匹林软化，

然后轻轻地用浮石磨除。

胼胝是由于足跟被反复压迫和摩擦导致皮肤增厚堆积的结果。阿司匹林是一种角质溶解剂和剥脱剂，因此它能软化死皮让其易于去除。

使用方法

不能口服，只可外用。

粉碎并溶解1片75毫克阿司匹林于足量水（约1汤匙）制成糊剂。用绒布浸透再贴于胼胝上，保持约10分钟，然后取下绒布并用水清洗并擦干。再用浮石轻轻摩擦局部。每天使用1次，连用1周。

阿司匹林：副作用与预防 18

本书自始至终都提到了阿司匹林可能的副作用，也把某些不能服用阿司匹林的人士排除在外。这非常重要，因为阿司匹林并不是一种人人都能够服用的药物。

在"阿司匹林的作用机制"一章里我们分析了阿司匹林的作用和副作用产生的科学机制。这是因为我们知道阿司匹林是一种作用和副作用都非常强大的药物，而且远比霍夫曼在1897年制造它的时候想象的更加强效。

阿司匹林的副作用非常重要。虽然医生会为你考虑这些问题，但是你自己也需要了解以下内容。

胃肠道副作用

阿司匹林最常见的副作用：

- 胃肠道刺激症状

- 消化不良和烧心

- 恶心

从发生率来说，大约6%的人会出现某些形式的消化不良。

注意：任何有胃溃疡病史的人绝不能服用阿司匹林。

疼痛的研究

1999年发表了疼痛的研究。这是一项大规模的随机临床试验，比较扑热息痛、阿司匹林和布洛芬短期治疗疼痛的耐受性。研究者发现，有8 633位患者到全科诊所就医，并被给予这3种药物：

- 阿司匹林的胃部不适发生率约为6.3%。

- 扑热息痛的胃部不适发生率约为4.1%。

- 布洛芬的胃部不适发生率约为2.9%。

不良反应

1999年发表了一项对68个术后疼痛的随机安慰剂对照试验的科克伦荟萃分析。总共有5 069个患者服用了600~650毫克的阿司匹林或安慰剂。

注：科克伦协作组成立于1993年，是一个独立的国际性网络组织，向执业医师、消费者和健康政策制定者提供循证医学证据。

- 13%的阿司匹林服用者报告了不良反应。

- 安慰剂组有11%的人报告了不良反应。

有意思的是，嗜睡是报告最多见的不良反应，显示阿司匹林减轻了疼痛——这样手术后的嗜睡就更加明显。

这两项研究的结论是，阿司匹林的胃肠道副作用似乎并没有想象的那么普遍。

注意：有证据表明阿司匹林与牛奶同服可以减少胃部不适。

阿司匹林副作用的危险信号

阿司匹林最危险的胃肠道副作用是导致胃出血。如果发生胃出血，患者会呕吐出鲜血。如果出血并不十分严重，患者就会出现咖啡渣样呕吐物。不论出现哪种情况，患者需要立即停止服用阿司匹林并咨询医生。

因此，如果你在服用阿司匹林的期间出现了黑色大便，立即停药。这可能就是胃内的出血被部分消化后出现的黑粪症。请立即咨询医生。

小剂量阿司匹林所致的胃肠道出血

回答是并不常见，但是有潜在的危险。

- 与不服用阿司匹林相比，服用小剂量阿司匹林发生大出血的风险增加2倍。

- 服用小剂量阿司匹林导致肠道出血的总体风险是每年1 000人中有1人发生。
- 在出血时间中，只有1/20是致命的。也就是说，在20年时间里，每1 000个服用小剂量阿司匹林的患者中会有1人出现致命性出血。
- 出血风险随着服用的剂量而增加。每日服用全量的1 500毫克阿司匹林，出血的风险比服用小剂量阿司匹林多4倍。

阿司匹林的超敏反应

人群中约有0.5%的人会对阿司匹林过敏。最常见的两种过敏表现是：

- 支气管痉挛，或者叫作阿司匹林诱发的哮喘。
- 急性超敏反应——变态反应、荨麻疹和血管性水肿。血管性水肿是指发生在皮肤组织的剧烈肿胀，好发于嘴唇、咽喉、鼻部、舌头和生殖器部位。它可以迅速造成喉头发紧导致呼吸困难。它也可以发生于对某种食物或像阿司匹林一样的药物过敏时，应该被当作医学急症进行处理。

这些副作用实际上有两种不同的发生机制，都很严重并有潜在的危险。

阿司匹林诱发的哮喘

阿司匹林能导致支气管痉挛，使哮喘患者的病情恶化。出于这个原因，大多数哮喘患者都被建议不要使用阿司匹林。这种变态反应能够影响整个呼吸道，包括鼻窦、鼻子和肺部。它引起的支气管痉挛可能非常严重。

在2004年发表于《英国医学》杂志的一篇综述中，估计成人哮喘患者发生支气管痉挛加重的概率是21%。这对于任何哮喘患者而言都是非常大的风险。因此，有哮喘病史的患者绝不能服用阿司匹林或其他非甾体类抗炎药物。

阿司匹林急性超敏反应

突然出现的嘴唇、嘴巴、鼻子、咽喉、眼睑和面部的肿胀都是严重变态反应的危险征象。任何喉头发紧或呼吸困难都是重大危险信号。晕倒也是如此。这是医学急症需要紧急治疗。

当天稍后再预约医生看病不是好的选择，必须要紧急处理。

不太严重的反应包括荨麻疹和皮肤刺激症状。

总体而言，约有0.5%的人会出现对阿司匹林的超敏反应，但是一旦发生，你就必须永远避免使用阿司匹林或其他非甾体类抗炎药物。

青肿

容易发生青肿是阿司匹林的副作用之一。但是并不清楚它是否如人们想象的那么普遍。通过分析各种阿司匹林临床试验中患者报告的青肿事件，在对照组也就是没有服用阿司匹林的人群中，青肿的发生率是9%~43%，而阿司匹林组是14%~53%。因此青肿发生只是轻度增加，而不是大幅增加。

一项发表于2011年的研究发现了一个奇怪的结果。他们分析了经常服用阿司匹林者与不服用以及偶尔服用阿司匹林者的青肿率。他们发现不规律服用者的青肿率最常见，而规律服用者最少见，不服用阿司匹林者在两者之间。

月经过多

这是女性服用者偶尔会抱怨的另一个副作用。在上面提到的同一项研究中也发现了和青肿一样奇怪的结果。但是这似乎并不是一个大问题。

出血性中风

服用阿司匹林使出血性中风的风险增加。（请参见"中风"一章，以了解两种中风的区别。）在开始阿司匹林治疗之前，这是一个需要考虑的问题。

1998年在《美国医学会》杂志上发表了一篇涵盖16个临床试验共55 000个患者的荟萃分析，讨论了这个风险。

• 阿司匹林的平均剂量是272毫克（每天75毫克至1 500毫克）。

• 试验的平均时长是36个月。

• 出血性中风的发生率是0.26%，对照组是0.12%（未服用阿司匹林者）。

这提示平均每715个阿司匹林服用者中，会有1人出现出血性中风。另一方面，每335人服用阿司匹林，就会防止1例缺血性中风发生。

- 任何有出血性中风病史者都不应该服用阿司匹林。
- 任何正在服用抗凝剂或其他会发生相互作用增加出血性中风风险的人士，都不应该服用阿司匹林。

Olser–Weber–Rendu病

Olser–Weber–Rendu病也称作遗传性出血性毛细血管扩张症，任何患有这种疾病的患者都应该避免服用阿司匹林。这种疾病的特征是有自发性出血的血管小结（毛细血管扩张）。出血发生在鼻部就导致鼻出血，发生在皮肤会导致青肿，如果发生在胃肠道就会发生因出血所致的贫血。

阿司匹林会增加出血的可能性，所以应该避免服用。

瑞氏综合征

这是一种累及大脑和肝脏的非常罕见但十分严重的疾病。这是医学急症，需要紧急治疗以防止大脑和肝脏出现永久性损伤。

- 几乎所有的患者都是儿童。
- 常在用小剂量"儿童型"阿司匹林治疗儿童的流感样疾病或水痘时发生。

结论

- 阿司匹林现在不能用于16岁以下青少年。

・哺乳女性不能服用阿司匹林。

阿司匹林与外科手术

通常的做法是建议患者在择期手术前5~9天停用阿司匹林，因为会有出血倾向。但是，有血栓病症的高危患者（即心脏病发作或中风）会迅速失去阿司匹林的保护作用，而发生这种血栓病症的风险比手术出血的风险还要大。

应该与外科医生一起讨论是否需要停用和何时停用阿司匹林，这十分重要。

药物和草药的相互作用

除了处方药物以外，你在决定服用任何药物之前都要咨询医生，这很重要。如果你在服用阿司匹林，你当然应该在服用任何营养品或草药之前确认这是安全的。

可能与阿司匹林相互作用的药物

不可能所有的读者都熟悉在这里使用的药物通用名，除非过去曾经使用过它们。但是，当你准备开始阿司匹林治疗之前，这是一个可供查询的有用表单，可以让你在服用多种药物的任何时候发现可能的药物冲突。

・酒精——阿司匹林和酒精同服时可造成潜在胃肠道出血。只要遵守推荐的剂量限值，这就不大可能发生。超出剂量限值就会出现危害。

・抗凝血剂——阿司匹林能增加出血风险。

- β 受体阻滞剂——阿司匹林可以降低它们的疗效。
- 碳酸酐酶抑制剂——如用于治疗青光眼的乙酰唑胺，它会降低阿司匹林的效果。
- 胰岛素和口服降糖药——阿司匹林能与它们相互作用而造成低血糖症（血糖水平降低到正常水平以下）。
- 甲氨蝶林——阿司匹林和它可产生副作用。
- 丙戊酸——阿司匹林和它可产生副作用。
- 血管紧张素转换酶抑制剂（ACEI）——是一种降低血压的药物，阿司匹林可降低其疗效。
- 利尿剂——阿司匹林可降低其作用。
- 一些抗抑郁药物——它们对阿司匹林有不明确的作用，可能增加出血的风险。
- 其他非甾体在抗炎药物——可能增加出血风险。

可能与阿司匹林发生作用的草药和营养品

- 丹参
- 当归
- 月见草油
- 银杏
- Omega-3脂肪酸（鱼油）
- 柳树叶

本章小结

　　尽管大多数人都能服用阿司匹林，但是它是一种对某些人会有副作用的强效药物。如果你曾经在服用阿司匹林时出现副作用，那就意味着你在将来都不应该再服用它。这就是为什么在开始服用阿司匹林之前，与医生讨论你的病史如此重要的原因。在一些病例中，阿司匹林可能是致命的。千万别冒险！

　　副作用包括以下几个方面。

　　· 胃肠道问题，从消化不良到胃溃疡：约6％的人出现胃部不适。

　　· 胃肠道出血，每年影响1000个小剂量阿司匹林服用者中的1人，可能出现以下医疗急症（20个受影响的人中有1人死亡）：
　　　○呕吐鲜血
　　　○呕吐咖啡渣样物质
　　　○黑便

　　· 出血风险增加，包括出血性中风（每年服用小剂量阿司匹林的700个患者中出现1位）。

　　· 对阿司匹林过敏，会出现荨麻疹或嘴唇肿胀或者更严重者出现过敏性休克：影响0.5％的人群。

　　· 阿司匹林诱导的哮喘发作。

　　· 发生青肿的风险轻度增加。

如果你有以下情况，你千万不要服用阿司匹林：

· 有胃溃疡病史。

· 有哮喘病史。

· 有出血性中风病史。

· 有任何遗传性出血性疾病如Olser-Weber-Rendu病，会让你易于出血。

· 任何时候曾对阿司匹林过敏。

· 对水杨酸过敏者。

· 年龄在16岁以下。

· 哺乳期。

· 妊娠（除非由医生处方治疗某种疾病）。

· 准备怀孕。

· 在服用抗凝剂，或者其他可能与阿司匹林相互作用增加出血风险的药物。

附录：阿司匹林的历史

在第2章已经提到，乙酰水杨酸在1899年获得专利后首次成为药物Aspirin（此处指拜耳公司生产的阿司匹林）。从技术层面上说，阿司匹林的历史是从那时开始的，然而在时间迷雾里追溯其历史的漫长蜿蜒小道上，这不过是里程碑之一。

阿司匹林与植物的渊源

阿司匹林来源于大自然。诸如柳树这样的植物富含称作水杨酸盐的化合物。这些化合物让柳树和其他草本植物具有治疗某些疾病的作用：这一作用在古代就被人们发现。几乎经过了5000年，科学家们才提取出这些化合物并开发出我们今天所知的阿司匹林，但其作为药物的最基本形式已经使用了上千年。

研究从柳树开始

追寻阿司匹林的起源，如同侦探收集各种线索和点滴证据从而建立起一个案件的全貌一样。

因此，这就完全有必要了解著名的侦探小说家阿加莎·克里斯蒂与她的丈夫马洛温相遇的故事。马洛温当时是一个助理考古学家，在一个坐落于现代伊拉克南部的古苏美尔人的乌尔城遗址进行考古挖掘工作——因为这个地址保存着我们在寻求绘制阿司匹林起源时的第一个线索。

第一个线索——古苏美尔人的黏土碑

在乌尔城的一个重要发现是一块大约公元前3000年前的黏土碑，上面刻有楔形文字。这块被称作乌尔Ⅲ的黏土碑是乌尔第三王朝的医学文献。它记载了几种用于治疗某些疾病的药物，包括桃金娘和柳树皮这些含有水杨酸盐的植物。

埃伯斯莎草文稿——古埃及

第二份证据来自于古埃及。1862年，一位年轻的业余埃及学家和探险家埃德温·史密斯在埃及城市卢克索购买了两份莎草文稿。他从何人那里购买到的已不得而知，但据说这些文稿是在卢克索城尼罗河对岸的底比斯墓群里El-Assasif墓中一个木乃伊的双腿之间发现的。

这两份莎草文稿的历史可以追溯到公元前1534年，但可能是更古老版本的复写品。其中一份就是著名的《埃德温·史密斯莎草文稿》，是世界上已知最古老的外科文献。

另一份文稿最终在1872年流落到德国的埃及学家埃伯斯手中。这是一份医学文献，勾画出埃及人关于医学和许多病症的治疗方法，作者记录了当时人们使用柳树、桃金娘和黄瓜治疗疾病，分别称之为tjeret、khet-des以及shespet，这几种植物都富含水杨酸盐。

什么是水杨酸盐?

许多植物含有水杨酸盐,但有一些含量极为丰富。植物生理学家已经发现水杨酸盐是一种植物激素,有助于植物开花和生长,同时是它们也能为植物抵抗虫害和其他生物。它们对于昆虫的肠道是有毒的,同时也可以抵抗土壤细菌。

水杨酸盐就是化学家们从植物中提取和生产阿司匹林的原料。这些早期使用的富含水杨酸盐的植物——如柳树、桃金娘和黄瓜——就是阿司匹林最早原形的应用。资料显示"阿司匹林"作为药物已经使用了上千年。

希波克拉底医学

希波克拉底(公元前460–公元前380年)是一位古希腊医学家,被尊称为"医学之父"。他是第一个否定超自然能力以及恶魔控制是疾病原因的医生,他认为疾病是由人体的许多体液或关键液体失去平衡所致。这在文艺复兴之前一直是占据主流地位的医学理论。

他的诸多著作被统称为《希波克拉底文集》,在文章中他提倡用柳树叶汁减轻产痛和去除发热。

罗马医学和黑茴香种子

阿纳扎布斯城的迪奥斯克里特斯（公元40–90年）是一个出生于罗马帝国时代小亚细亚的希腊内科医生。他用希腊文撰写了五卷关于药物的制备、特性以及检测的书籍，后来被翻译为拉丁文《De material medic》，即《药物学》。在1600年的时间里，它是关于药物的标准文本。

特征学说

特征学说是一种古代理论，认为有效的药用植物会有特殊的纹路或显示它们可以治疗某种特定的疾病。

柳树生长在发热和风湿热常见的潮湿地区——也被称为"颤抖树"，确实有助于缓解发热引起的寒颤。柳树在医学中的应用被称为特征学说的一个极佳例证。

尽管对今天的我们而言特征学说好像十分幼稚，但它似乎产生了一些有效的治疗方法，柳树——神奇药物阿司匹林的自然来源——只是其中的一个。

他提出使用黑茴香种子治疗头痛和牙痛，还记录了柳树的很多用途。黑茴香种子和柳树这两种物质都富含水杨酸盐。

罗马医学和柳树叶

赛尔瑟斯（公元前25年–公元50年）一直被认为是一位罗马百科全书编撰者，并不是一位医生。他那部伟大的百科全书中唯一留存下来的一部分是《de Medicinia》，即《医学》。是现代饮食、内科学和外科学的主要源头。

在这本著作中，赛尔瑟斯描述了炎症的4种主要表现，分别是calor（温暖）、dolor（疼痛）、tumor（肿胀）和rubor（发红）。他还建议使用柳树叶的汁液减轻这些症状。他可以被视作描述炎症以及专门应用柳树抗炎的第一人。

盖伦与黄瓜的降温作用

盖伦（公元131–201年）是二世纪一位著名的内科医生。他指出黄瓜是一种"降温水果"，并建议把它加入以其名字命名的一组盖氏制剂中。这是特征学说的又一个例证。黄瓜的"特征"是它生长于炎热的环境，但切开后里面更冰凉一些。因此它被用于降低体温，而且在身体上进行摩擦时，它可以降低体温并减轻炎症。（这又要归功于黄瓜所含的水杨酸盐）。这些特性就成为成语"as cool as a cucumber"（凉快得像根小黄瓜）的来源！

美洲的早期医学

在哥伦布到达美洲大陆前的数百年里，美洲土著部落就已经用白柳树树枝和树叶的浸汁治疗疼痛和发热。阿芝台克人和玛雅人也分别发现了柳树的作用并使用其治病。

当柳树遭遇科学

尽管在数百年间柳树的应用作为"民间疗法"已经得到了确认，但在17世纪的时候，它的作用（关键是起作用的原因）

还没有被科学界所认知。

最终是疟疾为科学家们解开了柳树可以治病的秘密。这种疾病及其治疗已经困扰了医生们上千年，希波克拉底就曾在公元前五世纪描述过这种疾病，当时他称之为"沼泽热"。

在17世纪中叶，被称作"金鸡纳"的"秘鲁树皮"粉末因为其治疗发热的作用而受到欢迎。问题在于这种秘鲁树皮很昂贵，需要有替代的生产方法。谁会想到寻找一种替代产品最终导致了阿司匹林的诞生呢？

斯通神父

爱德华·斯通神父（1702-1768）在1763年偶然发现柳树叶的粉末尝起来味道像奎宁，这使得他用柳树皮作为金鸡纳皮的替代品。

让他高兴和惊讶的是，这种粉末似乎除了具有金鸡纳的退热作用以外，还有很多其他的功用。最显著的是它还可以减轻疼痛。他向皇家学会写信报告了他的发现，1763年发表于皇家学会的《生理学报》上，这对科学界意义非常重大。

值得注意的是，斯通指出他是根据"特征学说"来测试柳树皮的作用的。可能他已经注意到柳树成分已经被用于当地的民间医药中，尽管他没有这样说。

我逐渐增加柳树皮粉末的剂量，治疗了45名患有各种发热疾病的教区居民……大多数患者病情迅速得到缓解。

科学家们关于阿司匹林的研究

斯通神父是文艺复兴时期典型的时间充裕的专职人士。作为英格兰教区牧师，他有充足的时间来追求其对于医学、哲学和天文学的爱好。他幸运地发现柳树皮的作用，开启了全新的研究时代。在英国柳树的树皮里到底有什么神奇的物质呢？科学家们开始了漫长的研究工作。

在整个18世纪中期，医生们用水杨苷和水杨酸成功治疗了许多病痛，包括关节炎、痛风、风湿热和伤寒热等。

不幸的是，医生们也发现许多患者出现了严重的出血、胃肠刺激和胃溃疡。这就需要寻找副作用更少的治疗药物。

1828年，慕尼黑大学的布赫内教授提取出了微量的晶状物，尝起来有点苦涩，他称之为salicin（水杨苷）。这就是柳树中的活性物质。

1830年，一位年轻的法国化学家勒鲁改进了生产流程，从柳树皮中提取了更多更纯的水杨甙。

1838年，意大利化学家皮拉成功将水杨甙分解为糖和一种他称之为水杨醛的芳香族化合物。然后他通过另一个化学反应，将水杨醛转化为一种新的成分，他取名为水杨酸。

1853年，法国化学家热拉尔用钠盐和氯化乙酰这两种物质"中和"水杨酸，这就产生了称作乙酰水杨酸的化合物（也就是今天我们所知的阿司匹林）。这是一个重大突破，但是热拉尔当时并没有认识到这一点。他放弃了进一步的研究。

1859年，科比教授从碳酸中合成了水杨酸。Kolbe-Schmitt合成法最终成为工业化生产阿司匹林的第一步。

1870年，巴塞尔的南基教授证明，水杨苷在人体内转变为水杨酸。这就说明是水杨酸而不是其原形水杨苷起治疗作用，它的意义在于：药物若无需在人体内转化，可以起效更快。

阿司匹林的配方

1897年，任职于拜耳制药公司的德国化学家霍夫曼重新发现了热拉尔的配方，当时他正在寻找一种生产无胃肠道刺激症状的水杨酸的方法。这背后的个人动机是：他的父亲已经发现水杨酸的有效性，但同时也发现胃肠管很难耐受其副作用。

海洛因的作用

霍夫曼制造出海洛因纯属偶然，当时他正尝试以罂粟为原料制造可待因。海洛因的名字heroin来源于德语"heroish"，意思是"英雄的"，这正是海洛因给人们带来的感觉。海洛因是作为非成瘾性的药物来替代吗啡上市的，用于治疗疼痛和儿童的咳嗽。

与阿司匹林一样，在一战后"heroin"失去了商标保护。尽管海洛因（也叫作二醋吗啡）仍然作为强效镇痛剂可以由医生开具处方，但它在许多国家都是违禁药物。

霍夫曼用榆绣线菊作为水杨酸的来源，给他父亲制造多种改良形式的水杨酸，这在今天看来是伦理学上不可接受的临床试验。最终，他用不同的化学方法生产出来乙酰水杨酸（阿司匹林）。结果是他父亲发现这种形式的乙酰水杨酸治疗效果非常良好。

到1898年，霍夫曼打算启动他的新药了。但是他在拜耳公司的直接上司迪塞尔排除了新药的市场潜力，因为这种药物可能对心脏有"负性肌力效应"——实际上真正的原因是拜耳公司当时计划上市霍夫曼的另一种药物，海洛因。

如果不是新药部的主管艾肯格朗，阿司匹林这种新药可能就不会出现了。事实上是他拍板决定了生产并推出阿司匹林。

剂量

各国的阿司匹林剂量不一。在英国，阿司匹林标准剂量是300毫克，小剂量是75毫克。

在美国标准剂量是325毫克，小剂量是85毫克。据说美国版的阿司匹林与药物剂量的旧体系相关，药物剂量以谷物的重量计算。5颗美国标准协会的谷物重量是325毫克。也有人说这种尺寸大小是为了给打在片剂上的"Bayer"一词留下足够的空间。

这些剂量的差异在医疗上并没有太大的意义。

阿司匹林首次亮相

1899年，拜耳公司为阿司匹林的生产方法申请了专利并获得了"Aspirin"的商标使用权。但关于阿司匹林名字起源更有趣的说法：即以头痛守护神的名字命名。而更可能的说法是：aspirin（阿司匹林）是一个组合名词，由字母"A"代表"acetyl"（乙酰）；"spir"代表spiraea ulmaria（榆绣线菊），至于"in"呢，仅仅因为那是药物名词常用的结尾。

在同一年，拜耳公司开始向医生分销粉末状的阿司匹林并竭力劝说医生在他们的病人身上试用。

在1915年，阿司匹林第一次以片剂的形式出现，同时它也成为无需医生处方就可以购买的药品，迅速成为世界上最常用的药物。到1920年，阿司匹林作为有效治疗风湿热、腰痛和神经痛的药物被推广使用。

战争时期的阿司匹林

在第一次世界大战期间，由于不可能从德国获得阿司匹林，协约国对阿司匹林将要消耗殆尽而忧心忡忡。

因此英国政府悬赏20 000英镑，给任何提出制造阿司匹林的替代方法的人。澳大利亚药剂师尼古拉斯开发出一种方法并于1915年在墨尔本为他的"Aspro"申请了专利。

发生于1918年一战末期的流感大流行，在世界范围内夺去了2000万～4000万人的生命，由此启动了阿司匹林的广泛应用。尽管阿司匹林不能治愈致死性流感，也不能防止流感所致的死亡，但是它成为治疗感冒和发热性疾病的流行方法，也证明了它自己治疗这些病症的有效性。

在第二次世界大战后的1948年，卡文这位加里福利尼州的全科医生和耳鼻喉科专家，开始给做完扁桃体切除术的患者使用一种浸透了阿司匹林被叫作Aspergum的口香糖。他注意到这些使用了大量口香糖的病人出现了出血的并发症。他猜想是阿司匹林干扰了这些患者的凝血功能。

从这一猜想开始，仅需一小步卡文医生就推演到这种药物是否可以防止患者的冠状动脉发生血栓，这是心脏病发作的病因之一。他开始给病人服用小剂量阿司匹林——结果经过几年的跟踪调查，他发现这些患者心脏病发作和中风的比例显著降低。

卡文医生在不太著名的期刊上发表了几篇论文，而他的发现也没有被医学界采纳。现在不知道他是否曾经先把文章投寄给主流医学期刊。

阿司匹林与儿童

1952年出现了儿童可以吃的阿司匹林咀嚼片。这是一种小剂量阿司匹林片剂，一直应用到1979年。当时亚利桑纳州凤凰城的斯塔克医生发现阿司匹林与瑞氏综合征这种潜在的儿童致死性疾病联系密切。从那时起，阿司匹林就不能再用于16岁以下的儿童。

揭开阿司匹林令人惊讶的秘密

由于许多研究小组的努力，在20世纪后半叶我们对阿司匹林潜能的研究有了极大的进展。很明显，阿司匹林的影响范围比任何人曾预测的都要广泛和意义重大。虽然名字取自头痛守护神，阿司匹林在治疗非常严重的疾病方面的作用迅速地显现出来。

- 1974年，南威尔士州MRC（医学研究理事会）流行病学部的埃伍德教授主持了阿司匹林预防心脏病发作的首个临床试验。有心脏病发作病史的患者随机被分入使用不同药物的治疗组，在这个试验中，药物是阿司匹林或安慰剂（没有治疗效果的"假药"）。试验显示阿司匹林可以将死亡率减少24%。

- 20世纪70年代，药学家韦恩教授发现了阿司匹林的确切作用机制，即抑制一种参与合成前列腺素的酶。前列腺素是非常重要的生理激素，参与许多生理反应，如疼痛、组织损伤和炎症等。阿司匹林与它们相互作用的方式对于理解阿司匹林的作用机制十分关键。

- 在1989年，一项美国的初步研究表明阿司匹林可以延缓阿尔茨海默病的出现。

- 1995年，美国的研究人员发现阿司匹林对肠癌有某种保护作用。

- 1998年，医学理事会的抗血栓试验显示，小剂量阿司匹林和小剂量华法林（一种被称作"抗凝剂"的防止血液凝固的药物）都可以降低高风险男性心脏病发作的风险，当二者联用时，发作风险降低的程度更大。

21世纪的阿司匹林

对阿司匹林的喝彩看起来不可遏制，即使新千年的曙光并没有阻挡住这一点。事实上，已有和将有的研究结果——在我写作本书的时候全世界仍有许多研究在进行中——会比目前所知的全部事实都要令人惊奇。

一个例子是关于人类的第二大杀手：癌症。2010年，牛津大学和其他几个中心一项覆盖25 000患者的重要报告指出，每日服用小剂量阿司匹林能将总的癌症死亡率令人吃惊地降低至少1/5。

2010年7月，美国的匹兹堡大学开始为一项前瞻性研究招募患者，以研究阿司匹林是否真的能够延长寿命以及预防健康老年人的生理衰弱和痴呆。

阿司匹林降低老年人事件研究试验（ASPREE）将是一项大型国际性研究，覆盖美国6 500名、澳大利亚12 500名70岁以上老年人。

这项研究将进行至少5年，到时候我们有望知道它的研究结果。

关于阿司匹林的思考

写作这本关于阿司匹林的书，让我不由地回想起过去一些年里所看到的医疗实践的某些变化。现在请原谅我有点年老话多，说说往事。

20世纪70年代早期，医生和医学院的学生都穿着白大褂。作为医学院的学生，我的口袋里装满了听诊器、叩诊锤和各种你必须携带的参考书。有个记事本要记下所有的检查，有一本最新的药物和剂量的手册，还有一本人人都需要的指导如何处置各种医学急症的书。本书刚好写作于阿司匹林的益处发表之前，所以就没有提到它。相应地，我们接受的教育是，在心脏病发作后应该用吗啡或海洛因（二乙酰吗啡）止痛，以及使用肝素这种抗凝剂以预防深静脉血栓。

20世纪70年代中期，我获得行医资格并成为心脏病专业的家庭医生，我的工作是把患者收住到心脏病病房。我询问他们的病史，给他们做体格检查，采集血液做各种化验并开始给他们治疗。那时阿司匹林刚刚成为医疗界的新宠，只要患者没有胃溃疡或过敏，服用阿司匹林成为例行治疗方法。我按照职责开出处方，但是我必须承认，我的会诊医生并不确定它是否真的有多大作用。即使在医学界，阿司匹林也没有被广泛接受，许多医生由于顾及阿司匹林可致胃肠道出血的风险而不愿意使用它。多数患者更相信静脉注射、静脉点滴和冠心病监护病房的高科技设备。

多年后，我成为一名全科医师，着迷于随时待命并在午夜时分一路狂奔去做紧急家庭探访。这是急救医生到来之前的时间，因为全科医生是第一个被叫来进行急诊的人。阿司匹林正是在那个时候确定为心脏病发作后的首选治疗方法，与所有的全科医生一样，我也在自己的黑色提包里备上一小瓶。即使这样，患者们最感激的还是静脉滴注的止痛剂或减慢他们呼吸的药物。

既然阿司匹林的益处已经在多个临床试验中展示出来，有两件事于我而言更为重要。首先，海洛因和阿司匹林都是由霍夫曼在19世纪末研发出来的，都在心脏病发作的治疗中起着重要作用，这一点很奇妙。其次，它让我意识到，挽救了很多生命的可能是这种小小的阿司匹林片，而不是那些令人炫目的昂贵药物和侵入性治疗手段。

霍夫曼，谢谢你给了我们阿司匹林。

医学术语表

乙酰水杨酸　阿司匹林的化学名。

腺瘤　来源于腺体组织的良性肿瘤。

腺癌　来源于一个器官内的腺体组织的恶性肿瘤。

阿尔茨海默病　是最常见的痴呆症。

变态反应　一种可能危及生命的严重反应，表现为血压下降、休克和呼吸困难，这是一种医学急症。

心绞痛　心脏缺血缺氧所致的极度胸痛。

血管形成　恶性肿瘤形成给自己提供营养的血管的过程。

抗凝剂　预防血液凝固的药物。肝素和华法林是其代表。

抗血小板药物　一种可以防止血小板相互黏附的药物，如阿司匹林。

动脉　从心脏运输含氧血到特定器官的血管。

动脉硬化　由于粥样斑块的沉积导致的动脉变硬。

粥样斑块　血管的脂肪变化，在血管壁上形成的隆起。

房颤　由于失去心脏正常起搏点而产生的一种心脏节律失常。

盲法试验　是指参与研究的人员不知道所使用的治疗方法的

试验。单盲是指受试者不知道治疗方法而试验者知道。双盲是指受试者和试验者都不清楚所使用的治疗方法。

支气管痉挛 肺组织的气道平滑肌发生痉挛性收缩，导致呼吸困难。

癌症 是一类疾病的统称，指来源于组织的细胞不发生死亡，生长和复制失去控制，与身体其他部位不一致。

心脏骤停 心脏停止跳动。除非迅速复跳，否则脑损伤或死亡将很快发生。

心血管疾病 累积心脏和血管的疾病，可导致心脏病发作、中风和死亡。

脑动脉 参见动脉。脑动脉给脑组织提供含氧血液。

脑血栓形成 来源于心脏（通常是由于房颤）的血栓停留在脑血管中造成中风。

脑血栓 脑血管中形成血凝块。

脑血管病症 也称作CVA，即中风。

对照试验 两组完全匹配的试验组，一组接受某种治疗，另一组不接受这种治疗。

队列 指样本。

结肠镜检查 结肠的纤维镜检查方法。

冠状动脉 参见动脉。冠状动脉给心脏提供含氧血液。

冠状动脉血栓 在冠状动脉中形成的血凝块。

COX酶 环氧化物水解酶，参与产生前列腺素和血栓素。阿司匹林可阻断它的作用。

双盲试验 参见盲法试验。

深静脉血栓 是指在下肢静脉中形成的血栓或血凝块。

栓塞 由于血栓停留于血管中出现的损害。参见脑栓塞，肺动脉栓塞。

栓子 血液中的血凝块碎片。

上皮层 血管内膜层，由一层扁平的上皮细胞组成。

析因分析试验 一种同时评价两种治疗方法的实验设计。最常见的是2x2析因分析试验：即有两种治疗方法A和B，以及两种无治疗作用的安慰剂A和安慰剂B。患者随机进入以下任何一组：A+B，A+安慰剂B，安慰剂A+B，安慰剂A+安慰剂B。然后治疗方法A就可以与所有未使用治疗方法B的患者相比较；B也可以与所有未使用治疗方法A的患者相比较。

出血性中风 脑组织出血。

缺血性中风 血栓阻塞了大脑动脉，阻断了含氧血液到达脑组织。

川崎病 又称Kawasaki病，是一种影响5岁以下儿童的少见疾病。表现为皮疹、发热和淋巴结肿大。1/5的患儿会出现冠状动脉的炎症。本病需要住院治疗，是罕见的儿童可以使用阿司匹林治疗的疾病。

荟萃分析 综合分析独立研究结果的统计学方法。

转移 癌症细胞扩散到身体其他部位。也指从原发灶扩散而来形成的细胞集落。

心肌梗死 即心脏病发作。

心肌缺血 心肌细胞缺血缺氧的状态。

心肌 心脏的肌肉组织。

巢式试验 从样本人群中选择患有某种疾病的患者，再从同一样本人群中选择没有此种疾病的人进行比较。

非甾体类抗炎药 这类药物有抗炎作用但不含有甾体激素。它们通过抑制前列腺素产生而起作用，如阿司匹林和布洛芬。

安慰剂 无治疗作用的或"做样子的"治疗方法。

安慰剂对照试验 实验中一组使用有治疗作用的方法，另一组使用没有治疗作用的方法，再比较两组的差异。

血小板 最小的血细胞，没有DNA。其功能是与其他血小板聚集在一起形成血栓以封闭出血的血管和愈合创伤。

一级预防 预防没有某种疾病的人群发生这种疾病，如癌症或心脏病发作。

前列腺素 参与很多生理过程如疼痛、组织损伤和炎症的天然激素。

肺动脉栓塞 从深静脉血栓脱落的栓子堵塞肺动脉。

随机试验 在有多种治疗方法时，患者按照随机的方法分组。

消散素 一组帮助关闭炎症反应的信使化合物。

水杨酸盐 自然出现的类似于阿司匹林的化合物，是植物的激素

水杨酸 一种用于制造阿司匹林的白色晶状酸性物质，也外用于治疗多种皮肤疾病。

二级预防 防止已经发生过某种疾病或医学事件的患者再次发生这种疾病或事件。

中风 由于血栓形成或血栓栓塞或出血而出现的脑病，参见

出血性中风和缺血性中风。

血栓素 由血小板的前列腺素产生的信使化合物，能让血小板聚集黏附。

血栓栓塞 血管中形成血凝块，可能会破裂释放出小血凝块（血栓）。脱落的血凝块可以停留在远处的血管造成血栓栓塞。

血栓形成 形成血凝块的过程。

血栓 血凝块。

短暂性脑缺血发作 一种微小中风。参见缺血性中风

静脉 将脱氧血液输送到心脏的血管。